内科医のための**認知症**診療 はじめの一歩

知っておきたい誤診を防ぐ診断の決め手から
症状に応じた治療、ケアまで

浦上克哉／編

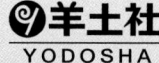
羊土社 YODOSHA

謹告

　本書に記載されている診断法・治療法に関しては，発行時点における最新の情報に基づき，正確を期するよう，著者ならびに出版社はそれぞれ最善の努力を払っております．しかし，医学，医療の進歩により，記載された内容が正確かつ完全ではなくなる場合もございます．

　したがって，実際の診断法・治療法で，熟知していない，あるいは汎用されていない新薬をはじめとする医薬品の使用，検査の実施および判読にあたっては，まず医薬品添付文書や機器および試薬の説明書で確認され，また診療技術に関しては十分考慮されたうえで，常に細心の注意を払われるようお願いいたします．

　本書記載の診断法・治療法・医薬品・検査法・疾患への適応などが，その後の医学研究ならびに医療の進歩により本書発行後に変更された場合，その診断法・治療法・医薬品・検査法・疾患への適応などによる不測の事故に対して，著者ならびに出版社はその責を負いかねますのでご了承ください．

序

　厚生労働省から現在，日本には462万人の認知症患者がいることが報道された．2年前には200万人とされていた．この2年間で急速に増えたわけではなく，262万人が見逃されていたと考えられる．特に軽度の認知症が見逃され，早期診断・早期治療の機会を逸していると考えられる．現在，認知症専門医は全国に約3,000人と推計され，462万人の認知症患者に対応できる数ではない．このため，かかりつけ医による認知症診療が期待されている．

　アルツハイマー型認知症の薬剤が4種類となり製薬メーカーによる認知症の研究会も増えているが，かかりつけ医が認知症診療のノウハウをシステマティックに学べる機会は少ない．私は日本内科学会において何度か，認知症のノウハウを学ぶ実践セミナーを開催させていただいていた．このセミナーは，アンケート結果からも「明日からの認知症診療にすぐに役に立つ」と大変好評を頂いていたが，実践セミナーのため1回に受講できる人数に限りがあり，情報が広く提供できていなかった．

　そこで，このたび羊土社から本セミナーの内容をできる限り忠実に再現し，書籍化してはどうかというご提案を頂き，本書の編集をすることになった．本書が，かかりつけ医の先生の「明日からの認知症診療にすぐに役に立つ」ものとなることを祈念している．

2014年6月

鳥取大学医学部保健学科生体制御学講座
環境保健学分野
浦上克哉

内科医のための認知症診療はじめの一歩

知っておきたい誤診を防ぐ診断の決め手から
症状に応じた治療、ケアまで

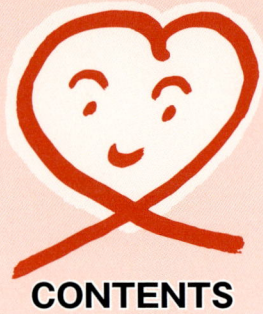

CONTENTS

序	浦上克哉	3
略語一覧		7

第1章　認知症の基礎知識

1) 認知症とは	櫻井　孝	12
2) プライマリ・ケア医のかかわり方	櫻井　孝	19
3) どのようなときに専門医に紹介すべきか？	櫻井　孝	22

第2章　認知症の鑑別診断

1) アルツハイマー型認知症	内藤　寛	26
2) レビー小体型認知症	内藤　寛	31
3) 前頭側頭葉変性症	内藤　寛	34
4) 血管性認知症	北村　伸	36
5) その他の認知障害をきたす疾患① 正常圧水頭症, 慢性硬膜下血腫, ビタミン欠乏症など	涌谷陽介	41
Ⅰ. 正常圧水頭症		
Ⅱ. 慢性硬膜下血腫		
Ⅲ. ビタミン欠乏症		

Ⅳ. 高アンモニア血症
Ⅴ. てんかん
Ⅵ. 睡眠時無呼吸症候群
Ⅶ. 薬剤による認知症様症状

6）その他の認知障害をきたす疾患②
せん妄, うつ病, 糖尿病など ……………………………………… 北村　伸　52

Ⅰ. せん妄
Ⅱ. うつ病
Ⅲ. 糖尿病
Ⅳ. 肝疾患
Ⅴ. 腎疾患
Ⅵ. 非痙攣性てんかん重積状態

第3章　認知症診断の実際

1）早期発見のコツ
見た目や動作, 会話でわかる認知症患者の特徴 …………… 森山　泰, 三村　將　62

2）医療面接 ……………………………………………………………… 尾籠晃司　68

3）スクリーニングテスト ……………………………………………… 尾籠晃司　77

4）神経学的診察 ………………………………………………………… 北村　伸　93

5）精神医学的診察
うつ状態, BPSD等の評価 ……………………… 西　良知, 石川智久, 池田　学　109

6）画像診断 ………………………………… 尾籠晃司, 高野浩一, 桑原康雄　115

7）その他の検査
血液検査, 胸部X線, 心電図など ……………………………… 涌谷陽介　137

第4章　認知症の治療

1）中核症状

① アルツハイマー型認知症 ………………………………… 内藤　寛　146

② レビー小体型認知症　　内藤　寛　156

③ 血管性認知症　　北村　伸　162

④ 前頭側頭葉変性症　　尾籠晃司　169

⑤ その他の認知症　　内藤　寛　178

2）周辺症状（BPSD）　　石川智久, 西　良知, 池田　学　180

第5章 ケーススタディ：実際に診断してみよう！

1）もの忘れの悪化で受診した74歳男性　　北村　伸　194

2）もの忘れと幻覚を主訴に来院した68歳女性　　北村　伸　199

3）意欲低下と周囲への関心低下で受診した58歳女性　　北村　伸　203

4）言葉の言い間違いと難聴で受診した74歳男性　　北村　伸　208

5）意欲低下，無関心で発症し，歩行障害が加わった69歳男性
　　木村成志　212

第6章 フォローアップ, ケア, 家族へのアドバイス

1）患者さんへの対応のコツ，家族への接し方
　　互　健二, 角　徳文, 繁田雅弘　220

2）周辺症状（BPSD）の予防，早期発見，家族への説明
　　石川智久, 西　良知, 池田　学　224

3）認知症患者に起こりやすい合併症の予防と対応　　涌谷陽介　229

4）知っておきたい福祉制度　　互　健二, 角　徳文, 繁田雅弘　237

5）ケアマネジャーとの連携　　粟田主一　240

6）介護保険の主治医の意見書の書き方　　浦上克哉　244

索引　　247

略語一覧

3D-SSP	three dimensional stereotactic surface projection
AD	Alzheimer's disease ［アルツハイマー型認知症］
ADAS	Alzheimer's Disease Assessment Scale
ADAS-J cog	Alzheimer's Disease Assessment Scale 日本語版
ADDTC	Alzheimer's Disease Diagnostic and Treatment Centers
AED	antiepileptic drug ［抗てんかん薬］
BPSD	behavioral and psychological symptoms of dementia ［行動心理症状，周辺症状］
CBD	corticobasal degeneration ［大脳皮質基底核変性症］
CDR	Clinical Dementia Rating
CDT	clock drawing test ［時計描画検査］
CJD	Creutzfeldt-Jakob disease ［クロイツフェルト・ヤコブ病］
CONUT	controlling nutritional status
CPAP	continuous positive airway pressure ［持続式陽圧呼吸療法］
DESH	disproportionately enlarged subarachnoid-space hydrocephalus
DLB	dementia with Lewy bodies ［レビー小体型認知症］
DSM-IV	Diagnostic and Statistical Manual of Mental Disorders, 4th ed.
DWI	diffusion weighted image ［拡散強調画像］
ESS	Epworth Sleepiness Scale ［エプワース眠気尺度］
eZIS	easy Z-score Imaging System
FAB	Frontal Assessment Battery ［前頭葉機能検査］
FAST	Functinal Assessment Staging
FLAIR	fluid attenuated inversion recovery ［フレアー法］

FTD	frontotemporal dementia ［前頭側頭型認知症］
FTDP-17	frontotemporal dementia and Parkinsonism linked to chromosome 17
FTLD	frontotemporal lobar degeneration ［前頭側頭葉変性症］
HDS-R	Hasegawa's Dementia Scale-Revised ［改訂長谷川式簡易知能評価スケール］
ICD-10	International Classification of Diseases, 10th revised
iNPH	idiopathic normal pressure hydrocephalus ［特発性正常圧水頭症］
JESS	Japanese version of Epworth Sleepiness Scale ［エプワース眠気尺度日本語版］
MCI	mild cognitive impairment ［軽度認知障害］
MCV	mean corpuscular volume ［平均赤血球容積］
MIBG	meta-iodobenzyl guanidine ［メタヨードベンジルグアニジン］
MMSE	Mini-Mental State Examination
NINDS-AIREN	National Institute of Neurological Disorders and Stroke-Association Internationale pour la Recherché et l'Enseignement en Neurosciences
NINDS-SPSP	National Institute of Neurological Disorders and Society for Progressive Supranuclear Palsy
NMDA	N-methyl-D-aspartic acid
NPH	normal pressure hydrocephalus ［正常圧水頭症］
NPI	Neuropsychiatric Inventory
NPI-D	Neuropsychiatric Inventory Caregiver Distress Scale
NVAF	non-valvular atrial fibrillation ［非弁膜症性心房細動］
OLD	Observation List for early signs of Dementia ［初期認知症徴候観察リスト］
PNFA	progressive non-fluent aphasia ［進行性非流暢性失語］
PSD	periodic synchronous discharge ［周期性同期性放電］
PSG	polysomnography ［ポリソムノグラフィー］

PSP	progressive supranuclear palsy [進行性核上性麻痺]	
PT-INR	prothrombin time-international normalized ratio	
PVH	periventricular hyperintensity [脳室周囲高信号域]	
PVL	periventricular lucency [脳室周囲低吸収域]	
ROI	region of interest [関心領域]	
SAS	sleep apnea syndrome [睡眠時無呼吸症候群]	
SD	semantic dementia [意味性認知症]	
SDH	subdural hematoma [慢性硬膜下血腫]	
sNPH	secondary normal pressure hydrocephalus [二次性正常圧水頭症]	
SNRI	serotonin norepinephrine reuptake inhibitors [セロトニン・ノルアドレナリン再取り込み阻害薬]	
SPM	statistical parametric mapping	
SSRI	selective serotonin reuptake inhibitors [選択的セロトニン再取り込み阻害薬]	
T1WI	T1 weighted image [T1強調画像]	
T2WI	T2 weighted image [T2強調画像]	
TIA	transient ischemic attack [一過性脳虚血発作]	
VaD	vascular dementia [血管性認知症]	
VBM	voxel based morphometry	
VSRAD	voxel-based specific regional analysis system for Alzheimer's disease	
WAIS	Wechsler Adult Intelligence Scale [ウェクスラー成人知能検査]	
WCST	Wisconsin Card Sorting Test	
WMS-R	Wechsler Memory Scale-Revised [ウェクスラー記憶検査]	

執筆者一覧

● 編　集

浦上克哉　　鳥取大学医学部保健学科生体制御学講座環境保健学分野

● 執　筆（掲載順）

櫻井　孝　　国立長寿医療研究センター・もの忘れセンター

内藤　寛　　日本赤十字社伊勢赤十字病院神経内科

北村　伸　　日本医科大学／日本医科大学武蔵小杉病院認知症センター

涌谷陽介　　倉敷平成病院神経内科・認知症疾患医療センター

森山　泰　　医療法人財団青溪会駒木野病院精神科／駒木野精神医学・行動科学研究所

三村　將　　慶應義塾大学医学部精神・神経科学教室

尾籠晃司　　福岡大学医学部精神医学教室

西　良知　　熊本大学大学院生命科学研究部神経精神医学分野神経精神科

石川智久　　熊本大学大学院生命科学研究部神経精神医学分野神経精神科

池田　学　　熊本大学大学院生命科学研究部神経精神医学分野神経精神科

高野浩一　　福岡大学医学部放射線医学教室

桑原康雄　　福岡大学医学部放射線医学教室

木村成志　　大分大学医学部神経内科学講座

互　健二　　東京慈恵会医科大学精神医学講座

角　徳文　　東京慈恵会医科大学精神医学講座

繁田雅弘　　首都大学東京 健康福祉学部作業療法学科／人間健康科学研究科作業療法科学域

粟田主一　　東京都健康長寿医療センター研究所自立促進と介護予防研究チーム

浦上克哉　　鳥取大学医学部保健学科生体制御学講座環境保健学分野

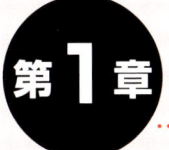# 認知症の基礎知識

1）認知症とは
2）プライマリ・ケア医のかかわり方
3）どのようなときに専門医に紹介すべきか？

第1章 認知症の基礎知識

1）認知症とは

櫻井　孝

1 はじめに

　認知症は高齢者医療の最大の課題です．また同時に，国家の在り方自体を左右する問題でもあります．わが国は急速に超高齢社会となり，高齢者の15％に認知症がみられます（全国に460万人）[1]．年齢が5歳高まるとその有病率はおおよそ倍増し，95歳では80％に認知症が診断されます（図1）．認知症の極軽度段階である軽度認知障害（mild cognitive impairment：MCI）もほぼ同数存在し，約800万人が認知障害を有しています．これらの認知症高齢者が生活自立を失い，さまざまな医療・ケアサービスを利用しています．これが国家の問題といわれるゆえんです．2013年，ロンドンで認知症サミットが開かれました．世界中で認知症の広がりに重大な関心が集まるのは当然でしょう．認知症は，特定の標榜科（老年内科，

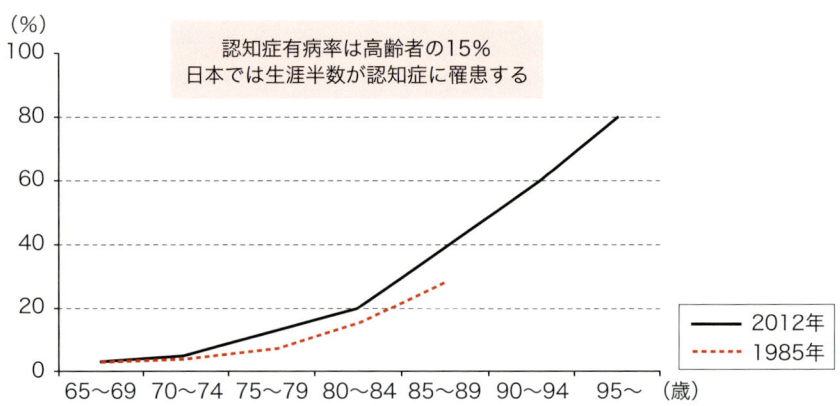

図1 ● 年齢層別の認知症有病率
厚生労働省班研究「都市部における認知症有病率と認知症の生活機能障害への対応」による有病率を国勢調査に基づく高齢者人口（2010年）に当てはめて推計

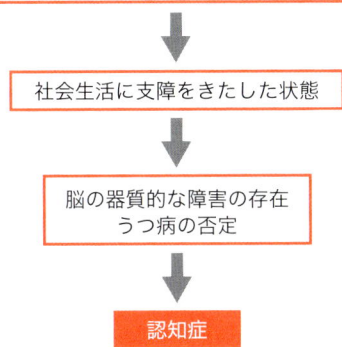

図2 ● 認知症の考え方

神経内科，精神科など）だけでは対応できない国民病です．プライマリ・ケアに携わるすべての医師の関与が求められます．本項では認知症の考え方，診療の進め方について概説します．

2 認知症と軽度認知障害

　認知症とは，脳の器質的な障害によって，記憶，実行（遂行）機能や会話能力など，いったん発達した知的機能が持続的に障害されて，社会（日常）生活に支障をきたすようになった状態と定義されます．**意識障害がないこと，またうつ病等の精神疾患ではないことも要件です**（図2）．

　一方，MCIは認知症とも正常ともいえない中間状態を示します．①認知機能低下の訴え，②神経心理検査で認知機能の一部が低下，③生活機能は概して正常です．認知症へのコンバートが年間あたり5〜15％にみられるため（健常者の約4〜5倍のリスク），注意深い観察と生活指導が重要です[2]．

　認知症をきたす疾患には，**アルツハイマー型認知症**（Alzheimer's disease：AD），**血管性認知症**（vascular dementia：VaD）などさまざまな原因疾患があります（図3）．AD，VaDと**レビー小体型認知症**（dementia with Lewy bodies：DLB），**前頭側頭葉変性症**（frontotemporal lobar

1）認知症とは　13

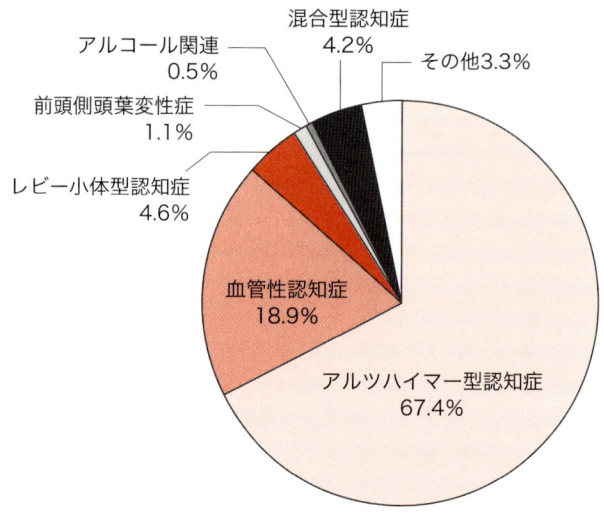

図3● 高齢者認知症の病型頻度

degeneration：FTLD）と合わせ認知症の4大疾患といいます．MCIはこれらの疾患の最軽度状態からなる症候群と考えられます．

3 認知症の症状

　認知症高齢者では，神経細胞の脱落による認知機能の低下が必ず存在します．図4に示すように，記憶障害，判断力低下，時間や場所の見当識の障害，言語障害（失語），視空間障害（対象の空間における位置関係を正しく理解しない），実行機能障害（行動するための段取りがとれず実行できない）があり，これらは**中核症状**といわれます．

　一方，抑うつ，興奮，幻覚，妄想といった精神症状を合併することも多く，これらは**周辺症状**といいます．周辺症状は必ずしも存在するとは限らず，経過のなかで消失したりもします．DLBでよくみられる幻視や妄想，FTLDに多い礼節の喪失，同じ行動のくり返し（常同行動）などは，早期の認知症でもみられ，家族は困惑します．むしろ家族にとっては，認知障害より中心の症状です．このため最近では，**行動心理症状**（behavioral and psychological symptoms of dementia：BPSD）という概念として理解され

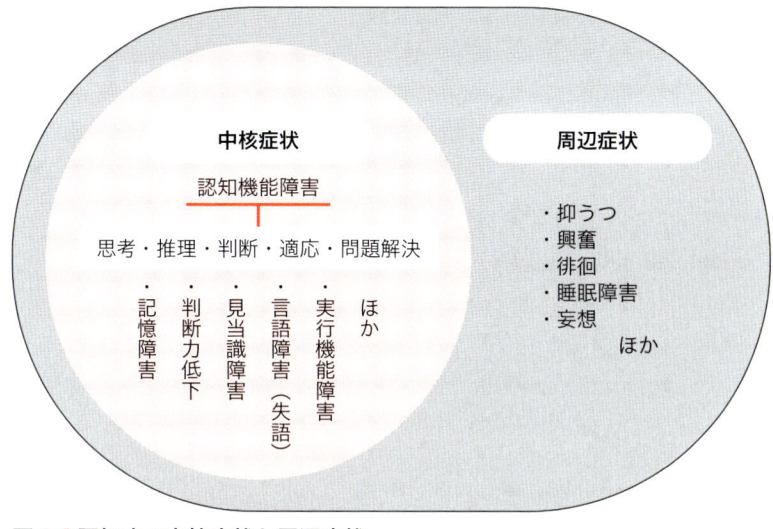

図4 ● 認知症の中核症状と周辺症状

ます．

4 認知症の医療面接

　プライマリ・ケアに限らず，認知症では医療面接の成否が診断の70％を左右します．認知症を疑うからといって，直ちに長谷川式簡易知能検査などを行うことは現実的ではありません．日々の臨床業務のなかで，複数の疾患を併せもつ高齢者を診療するときに，認知症に十分な医師の注意が向くとは限りません．そこで認知障害を感度よく検知できる質問をいくつかもっておくことが重要です．家族が最初に気づく認知症高齢者の変化としては，「同じことを何回も言ったり聞いたりする」，「物の名前が出てこない」，「置き忘れやしまい忘れ」などの記憶に関する項目が圧倒的に多いです．しかし，「もの忘れしますか？」と尋ねても全く診断的価値はありません．程度の差はあるものの，記憶障害はほぼすべての高齢者でみられます．またADがある程度進行すると記憶障害の自覚は消失します．高橋らによると，「最近，気になるニュースはありますか」と質問することが有効であ

表●初期認知症徴候観察リスト(OLD)

氏名 _____ カルテ番号 _____ ____歳　診断年月日 _____	
記憶・忘れっぽさ	①いつも日にちを忘れている 　　―今日が何日かわからないなど
	②少し前のことをしばしば忘れる 　　―朝食を食べたことを忘れているなど
	③最近聞いた話をくり返すことができない 　　―前回の検査結果など
語彙・会話内容のくり返し	④同じことを言うことがしばしばある 　　―診察中に,同じ話をくり返しする
	⑤いつも同じ話をくり返す 　　―前回や前々回の診察時にした同じ話(昔話など)をくり返しする
会話の組み立て能力と文脈理解	⑥特定の単語や言葉が出てこないことがしばしばある 　　―仕事上の使い慣れた言葉などが出てこないなど
	⑦話の脈絡をすぐに失う 　　―話があちこち飛ぶ
	⑧質問を理解していないことが答えからわかる 　　―医師の質問に対する答えが的はずれで,かみあわないなど
	⑨会話を理解することがかなり困難 　　―患者さんの話がわからないなど
見当識障害 作話・依存など	⑩時間の観念がない 　　―時間(午前か午後さえも)がわからないなど
	⑪話のつじつまを合わせようとする 　　―答えの間違いを指摘され,言い繕おうとする(取り繕い)
	⑫家族に依存する様子がある 　　―本人に質問すると,家族の方を向くなど(振り返り現象)

るといいます[3].記憶障害のない高齢者では,複数の具体的な事件の内容が想起されますが,認知症では「最近,眼の調子が悪く新聞を読まない」など,取り繕い反応がみられることが多くなります.他の認知障害に対しても,初期認知症徴候観察リスト(Observation List for early signs of Dementia:OLD)にあるような質問や観察を行うとよいでしょう(**表**).

認知症を診断するためには,生活障害の有無を聞き取ることが必須です.ところで,どのような生活障害が認知症早期から生じるのでしょうか.**図5**に日常生活動作をまとめました.食事,排泄,移動などの基本的ADLと,買い物,料理,薬や財産の管理などの手段的ADLが自立して,人は日常生

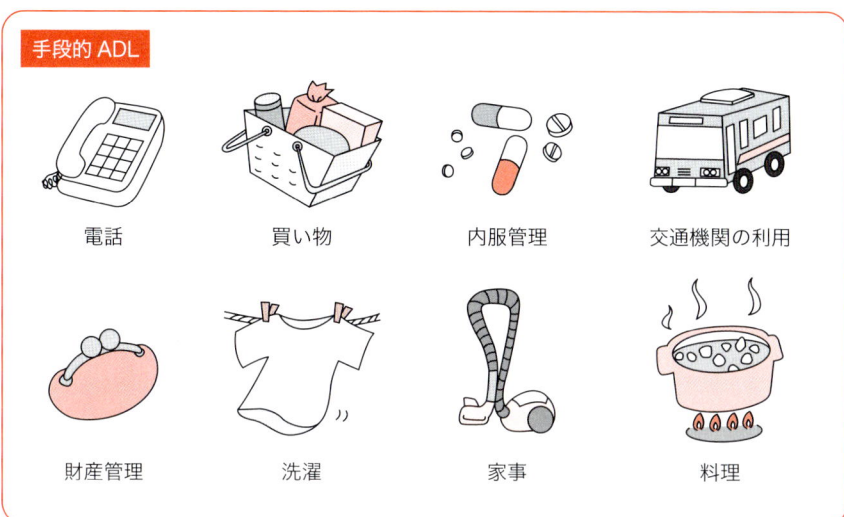

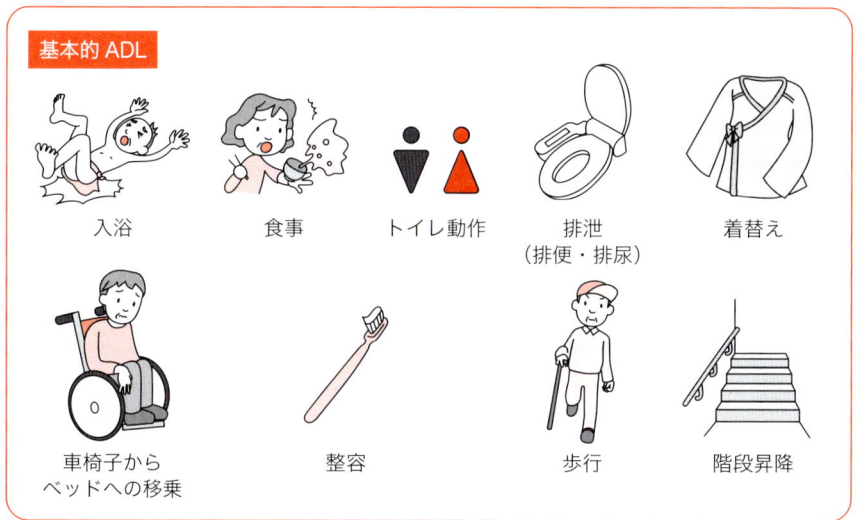

図5● 生活機能の変化（MMSE：24–30）

活を維持しています．認知症では，より複雑な作業を要する手段的ADLか
ら低下し始めます．なかでも，料理，買い物，内服薬の管理はもっとも早
期から生じる生活障害です．「料理の段取りが悪い，味付けが変わった」「同
じものばかり買って，冷蔵庫にたまっている」などのエピソードがないか，

具体的な生活の情報を聴取しましょう．

認知障害の有無，生活障害の有無，その臨床経過がわかると，認知症の医療面接はほぼ成功したと言えます．その他，BPSDの有無，既往歴，内服している薬剤などの情報を漏れなく聞き取ります．また家族の受容態度，介護負担についても留意しましょう．

Point
- 認知症・軽度認知障害はcommon diseaseであり，プライマリ・ケア医の関与が必須である
- 認知症の早期発見や診断には，記憶障害の有無，生活障害の実際を具体的に聴取することが重要である

文献・参考文献
1）朝田　隆：厚生労働科学研究費補助金（長寿科学総合研究事業）総合研究報告書「認知症の実態把握に向けた総合的研究」，2011
2）『認知症疾患治療ガイドライン2010』(日本神経学会 監/「認知症疾患治療ガイドライン」作成合同委員会 編)，医学書院，pp.193-194，2010
3）中川正法，髙橋　智ほか：認知症の診断，治療，ケア：専門医と開業医との連携ネットワーク．日本内科学会雑誌，100：2214-2239，2011

第1章 認知症の基礎知識

2）プライマリ・ケア医のかかわり方

櫻井　孝

1 かかりつけ医の認知症診療への関与の実態

　ところで，かかりつけ医はどの程度，認知症診療にかかわっているのでしょうか．2009年に兵庫県医師会で行われたアンケート調査では，医師会のA会員として登録された医師の約75％が認知症医療に関与していると自己申告しました[1]（図1）．しかし介護職に対して行ったアンケート調査では，約10％程度の医師しか積極的に認知症医療にかかわっていないといいます．医師の認知症へのかかわりに濃淡があるのは当然でしょうが，より若い世代の医師，高齢者を多く診療している医師では，関与が強いようです（表）．認知症が社会問題となり，認知症診療の教育を受けていること

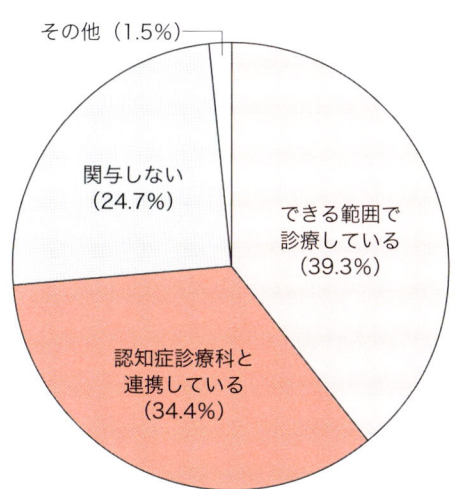

図1 ● 認知症の診療をどうされていますか？
平成18年兵庫県医師会「生活習慣病プロジェクト会議」調査．文献1を参考に作成

表●何人の認知症を診療されていますか？

認知症に対する診療	積極的	消極的
回答した医師数	561	168
医師の年齢（歳）	57.7 ± 11.8	62.0 ± 13.4*
医師の経験年数（年）	31.3 ± 12.3	35.6 ± 12.8*
高齢者の診療人数（カルテ人数/月）	232.8 ± 232.1	146.3 ± 164.0*
認知症の割合（％）	10.7	6.2*
生活習慣病を有する高齢者での認知症の割合（％）	6.6	3.9*

＊$P < 0.001$．平成18年兵庫県医師会「生活習慣病プロジェクト会議」調査．文献1を参考に作成

は，診療姿勢に大きな影響を与えています．

2 認知症の予防

　ここで認知症と生活習慣病とのかかわりを述べたいと思います．近年，認知症予防が現実味を帯びてきました．10年前では，研究者の妄想と一笑に付されていたことです．高齢期に発症する認知症にも遺伝素因は関与します．しかし認知症の発症の30〜40％は，環境要因であるといいます．特に**高血圧，糖尿病などの生活習慣病は，認知症（アルツハイマー型認知症や血管性認知症）の危険因子**となります．また**認知症の抑制因子として，運動，バランスの良い食事，降圧薬の効果**などが報告されています．医療の進んだ欧州の国々では，近年，認知症の発症が低下傾向にあるという報告もあります．認知症の危険因子が長期にわたり管理されたことが原因ではないかと考察されます[2]．まさに朗報です．

3 プライマリ・ケア医の役割

　プライマリ・ケア医で，生活習慣病を診療しない医師は皆無でしょう．つまり認知症を手のかかる，高齢者の病気として考えるのではなく，生活習慣，生活習慣病の延長上の併発症としてとらえ，中年期から認知症を予防する視点（**先制医療**）を実践することが重要です（**図2**）．認知症の**早期**

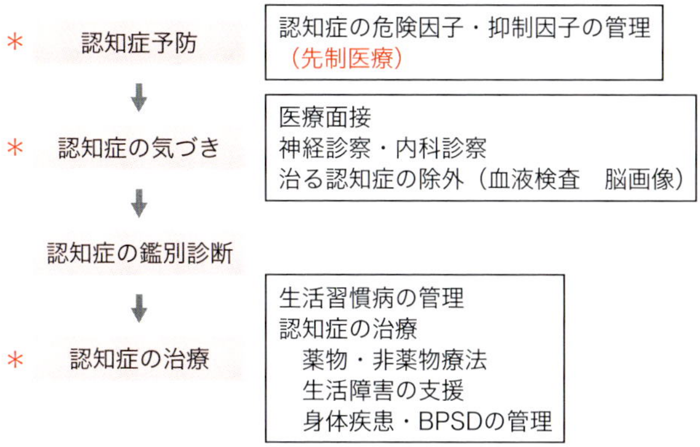

```
* 認知症予防      ┌ 認知症の危険因子・抑制因子の管理
                  │  （先制医療）
     ↓
* 認知症の気づき  ┌ 医療面接
                  │ 神経診察・内科診察
                  │ 治る認知症の除外（血液検査　脳画像）
     ↓
  認知症の鑑別診断
     ↓
* 認知症の治療    ┌ 生活習慣病の管理
                  │ 認知症の治療
                  │   薬物・非薬物療法
                  │   生活障害の支援
                  │   身体疾患・BPSDの管理
```

図2● 認知症診療におけるプライマリ・ケア医の役割
＊はプライマリ・ケア医がかかわるべき認知症の診療

発見も，プライマリ・ケア医の役割です．さらにいったん鑑別診断のついた認知症高齢者の生活を**居宅，地域で支えていく**医療もプライマリ・ケアの領域です．予防，早期発見，また看取りまでを含めた医療の在り方が求められています．

Point

- 認知症を手のかかる疾患として診療に否定的な医師もいる．しかし認知症の予防，早期発見，治療を行い，認知症高齢者の生活を地域で支えることは，プライマリ・ケアの中心課題であろう
- 認知症と生活習慣病のかかわりから，認知症の予防（先制医療）に大きな役割が期待されている

文献・参考文献

1) Sakurai, T., et al. : Education of lifestyle risk factors associated with dementia likely to help primary care physicians to improve consultation for elderly people with dementia. J Am Geriatr Soc, 57 : 2358-2361, 2009
2) Larson, E. B., et al. : New insights into the dementia epidemic. N Engl J Med, 369 : 2275-2277, 2013

第1章 認知症の基礎知識

3) どのようなときに専門医に紹介すべきか？

櫻井 孝

1 専門医に相談すべき場合

　脳科学の進歩は，認知症の診断・治療に活かされています．それでもなお認知症の鑑別診断はやさしくはありません．認知症の診断では，少なくとも一度は，頭部CT/MRI検査は行うべきです．可逆性の認知障害（甲状腺機能低下症，慢性硬膜下血腫，正常圧水頭症，ビタミン欠乏症など）は決して見逃してはならない疾患です．医療判断に悩む例は，積極的に地域の専門医療機関や認知症サポート医に相談するべきです．

　認知症専門医の立場として，紹介すべき認知症患者として，MCI（mild cognitive impairment，軽度認知障害）〜早期の認知症，診断の難しい認知症，急速な発症・悪化を示す例，BPSD（behavioral and psychological symptoms of dementia，行動心理症状）のコントロール，身体疾患が併発して入院が必要な例，介護者のレスパイト（介護負担により困窮する例）などがあげられます（図）．高度のBPSDで家族が疲弊して生活破綻が迫った例では，至急の対応が求められます．

かかりつけ医の立場		専門医の立場
① 家族が心配して来院した場合 ② 本人が心配して相談した場合 ③ 急に様子が変わった場合 ④ 認知症を疑うが確信をもてない場合 ⑤ 多忙な日常診療（5分間ルール）でどう気づく？	紹介 →	① 軽度認知障害〜早期認知症 ② 診断の難しい認知症 ③ 急速な発症，悪化を示す例 ④ 周辺症状への対応 ⑤ 身体疾患の合併 ⑥ 介護者のレスパイト

図●どのような患者さんを専門医に紹介すべき？

2 紹介には介護者とのコミュニケーションが大切

　一方，プライマリ・ケア医の立場から考えると，認知症を疑って専門機関に紹介したいと考えても，すぐに紹介することが憚れることが多いといいます．本人・家族が心配して受診依頼がある場合，急に認知障害が進行した場合では問題はないでしょう．しかし認知症を疑っても，介護者からの情報がないと判断できない例は多いです．日ごろからの介護者とのコミュニケーションが重要です．

3 早期発見，予後改善のために切れ目のない医療を

　認知症の進行を止める治療法はいまだ臨床家の手の中にありません．しかし認知症高齢者を早期発見し，治療を早く始めることが予後を改善させます．認知症の専門家でないからといって認知症を放置して，ほかの疾病のみを適正に管理することは不可能でしょう．専門医との連携，多職種によるケアを行い，切れ目のない認知症医療を実践したいものです．

> **Point**
> - 認知症で医療判断に悩む例は多い．専門医や認知症サポート医にも相談し，紹介するタイミングを逸してはならない
> - 認知症の診療では，介護者負担にも目を向けることが重要である

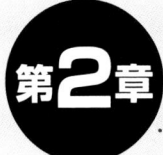 # 認知症の鑑別診断

1) アルツハイマー型認知症
2) レビー小体型認知症
3) 前頭側頭葉変性症
4) 血管性認知症
5) その他の認知障害をきたす疾患①
   - Ⅰ. 正常圧水頭症
   - Ⅱ. 慢性硬膜下血腫
   - Ⅲ. ビタミン欠乏症
   - Ⅳ. 高アンモニア血症
   - Ⅴ. てんかん
   - Ⅵ. 睡眠時無呼吸症候群
   - Ⅶ. 薬剤による認知症様症状
6) その他の認知障害をきたす疾患②
   - Ⅰ. せん妄
   - Ⅱ. うつ病
   - Ⅲ. 糖尿病
   - Ⅳ. 肝疾患
   - Ⅴ. 腎疾患
   - Ⅵ. 非痙攣性てんかん重積状態

第2章 認知症の鑑別診断

1）アルツハイマー型認知症

内藤　寛

1 病態

　アルツハイマー型認知症（Alzheimer's disease：AD）の症状の中心は進行性の記銘・記憶障害であり，さらに見当識障害，巣症状としての大脳高次機能障害，抽象概念の形成および理解の障害，判断力の低下，性格変化が加わり，認知症像が形成されます．症状の進行により以下の病期に分けられます（図）．

- 第1期

　近い出来事から忘れる記銘・記憶障害と，場所や時間に関する見当識障害を呈します．抑うつ的になることも，逆に多幸的になることもあります．生活，行動面では無頓着，無関心，無欲的となります．

- 第2期

　記銘・記憶障害がさらに顕著になり，言語障害や失語症状が出たり，ときには反響言語や語間代がみられます．大脳高次機能障害として，失行（構成失行，着衣失行，観念失行，観念運動失行など），失認（視空間失認，相貌失認，左右失認，手指失認など），計算力の低下などがみられます．人格は，没個性化，形骸化します．この時期には，鏡の中の自分に話しかける鏡現象や，手に触れるものを口に運んだり，性行動が亢進する前頭葉症状（Klüver-Bucy症候群）がみられることがあります．

- 第3期

　大脳高次機能が全般的に損なわれて，四肢の筋強剛や原始反射が出現して失外套症候群を呈します．摂食や排泄が困難となり，寝たきり，栄養状態の悪化により肺炎などの全身合併症から致死的経過をとります．

第1期	第2期	第3期
・記銘・記憶障害 ・見当識障害 ・抑うつ/多幸 ・無関心,意欲低下	・記銘・記憶障害の悪化 ・言語障害 ・失行,失認,計算力低下 ・人格の形骸化	・四肢の筋強剛 ・原始反射 ・失外套症候群 ・摂食・排泄困難

図● アルツハイマー型認知症の病期の進行

2 鑑別診断

ADの診断の基本は除外診断です．認知機能検査，画像検査，血液生化学検査等により，認知機能低下の確認とその原因となる脳血管障害，変性疾患および全身性疾患の除外を行います．スクリーニングに適する認知機能検査には，Mini Mental State Examination（MMSE）および改訂長谷川式簡易知能評価スケール（HDS-R）があります．重症例も含めた幅広い評価にはWechsler Adult Intelligence Scale-Revised（WAIS-R）が，臨床経過の経時的な指標にはAlzheimer's Disease Assessment Scale（ADAS）なども用いられます．脳画像検査には，CT，MRIやSPECTが用いられ，各疾患で後述のような所見がみられます．また，他の全身性疾患を除外するために血液生化学検査が行われます．新しい診断法として，髄液のAβ蛋白のうちアミノ酸42個からなるAβ1-42が減少していること，およびタウ蛋白が増加していることが診断マーカーとして用いられます．

鑑別すべき主な疾患は，血管性認知症，うつ病（うつ状態），他の神経変性疾患です．血管性認知症との鑑別には画像所見が参考になりますが，病歴や神経所見からの鑑別も重要です．うつ病（うつ状態）との鑑別は，記憶・認知障害の存在を捉えることです．他の変性疾患との鑑別には，特徴的な神経症候の確認と画像所見が参考になります．代表的な鑑別疾患を以下に提示します．

1）レビー小体型認知症

ADに次いで頻度が高い認知症です．進行性の認知症とパーキンソン症状が主体ですが，初期の記銘力障害は目立たないことが多く，**鮮明で生々し**

い**幻覚**を訴えることが特徴です．MRIでも**脳萎縮は軽度**で，SPECTで**後頭葉に血流低下**がみられます．**MIBG心筋シンチグラフィで集積低下**があります．

2）血管性認知症

　　脳卒中症状が階段状に進むうちに認知症も進行するといわれますが，脳卒中発作が明らかでない場合もあります．認知症状や高次機能障害が多彩なため，CTやMRIの画像所見が有用です．

3）進行性核上性麻痺

　　進行性核上性麻痺は，**パーキンソン症状**と**核上性眼球運動障害**を認めることが特徴で，進行とともに認知症を呈します．思考の緩慢といった皮質下認知症の特徴があります．MRIで**中脳被蓋の萎縮**と，**びまん性脳萎縮**がみられます．

4）大脳皮質基底核変性症

　　大脳皮質基底核変性症は，記銘力の障害よりも，失行や失認，失語といった高次機能障害で始まります．パーキンソン症状やミオクローヌス，皮質性感覚障害が特徴です．MRIでは前頭葉と頭頂葉の局所性萎縮や，**左右差**が目立ち，特に**中心溝周囲の一次運動感覚野の障害**は本症に特徴的です．SPECTでも左右差がみられます．

5）前頭側頭葉変性症

　　前頭側頭葉変性症では，**性格変化や行動異常，失語症状**で発病することが多く，初期には記憶障害や失行・失認，構成障害など脳の後方症状は認められません．MRIでは前頭葉や側頭葉に限局した葉性萎縮が特徴です．

6）正常圧水頭症

　　正常圧水頭症は，**認知症**と**歩行障害**と**失禁**を3主徴とします．MRIで脳室拡大と高位円蓋部の脳溝狭小化，くも膜下腔の不均衡な拡大（disproportionately enlarged subarachnoid-space hydrocephalus：DESH）が特徴で，髄液シャントにより症状が改善する可能性があります．

7）クロイツフェルト・ヤコブ病

クロイツフェルト・ヤコブ病は，錐体路症状，錐体外路症状，ミオクローヌス，眼の症状など多彩な神経症状を伴い，急速に進行して無言無動状態になります．MRIの拡散強調画像で早期の病変を基底核や大脳皮質に認めます．**脳波で特徴的な PSD**（periodic synchronous discharge）が出現すれば鑑別が容易となります．

8）うつ病（うつ状態）

うつ病（うつ状態）は高齢者に多く，もの忘れを訴えることも多いです．うつ状態では注意力や集中力の低下のために，認知機能検査の得点が初期の認知症の患者さんと同程度に低下することがあります．このため，認知症とうつ病との鑑別は臨床的に重要です．ADの初発症状がもの忘れであるのに対して，うつ病では気分の落ち込みや意欲低下が主体です．ADではもの忘れの自覚と深刻味が乏しいのに対して，うつ病では過剰に訴えることが多いです．うつ病では自由再生（覚えた単語をヒントなしに患者さんに思い出してもらう想起法）は障害されても再認（答えの単語とそうでない単語をランダムに提示し，あったかなかったかを答えてもらう想起法）は障害されにくいです．ADと違って，うつ病では見当識は保たれています．

ただし，ADの40〜50％に抑うつ気分を認めるともいわれているため，**認知症にうつ症状が合併していないか**という視点も重要です．認知症に伴ううつ症状は，悲哀感，罪責感，低い自己評価のような古典的なうつ症状よりも，喜びの欠如，身体的不調感などの非特異的な症状が目立ちやすいです．

3 診断後は？

治療は薬物療法と心理療法，および生活のケアに分けられます．薬物療

法にはドネペジル，ガランタミン，リバスチグミンといったアセチルコリンエステラーゼ阻害薬が用いられます．NMDA受容体の非競合アンタゴニストであるメマンチンも使用されます．妄想，興奮，攻撃性などの精神症状には抗精神病薬，抑うつ症状に対しては抗うつ薬，躁状態に対しては気分安定薬なども用いられます．

心理・社会的な意味で生活機能の改善を目指す治療法として，回想療法・リアリティオリエンテーション・芸術療法なども用いられています．

> **Point**
> - アルツハイマー型認知症の診断の基本は除外診断である
> - アルツハイマー型認知症の症状の中心は記銘・記憶障害であり，さらに見当識障害，大脳高次機能障害が加わる
> - 薬物療法にはアセチルコリンエステラーゼ阻害薬，NMDA受容体拮抗薬が使用される

第2章 認知症の鑑別診断

2）レビー小体型認知症

内藤　寛

1 病態

　レビー小体型認知症（dementia with Lewy bodies：DLB）は，**パーキンソン症状や認知症**を主症状とし，記憶障害，見当識障害，言語障害，構成障害，失行や失認がみられます．アルツハイマー型認知症（Alzheimer's disease：AD）と比べて，記憶障害，再生障害は軽く，視覚認知障害および視覚構成障害が強く，**早期から視覚対象の大きさや形の弁別，視覚計数や錯綜図の同定に障害**がみられます．

　病理学的には中枢神経系をはじめ，交感神経節や消化管神経叢にも多数のレビー小体が出現します．脳幹型レビー小体病はパーキンソン病のことであり，びまん型レビー小体病がDLBです．パーキンソン症状と認知症の出現順序から，認知機能障害が先行する，もしくはパーキンソン症状が先行しても1年以内に認知機能障害が出現したものをDLBとし，最初にパーキンソン病が出現し，1年以上たってから認知症が加わったものは認知症を伴うパーキンソン病とします．

　通常型のDLBは，初老期から老年期にもの忘れで発症して徐々に進行します．初期にしばしば幻覚や妄想を伴います．現実味を帯びた**生々しい幻視**がみられ，二次的な**被害妄想**が多いです．意識清明下であっても認知機能が変動します．その後に筋強剛や寡動などのパーキンソン症状が加わってきますが，パーキンソン症状が目立たないこともあります．

　純粋型DLBは40歳以下の若年に起こることもあり，その場合パーキンソン症状で初発して若年性パーキンソン病と診断されることが多いです．早期にはL-dopaの効果がみられますが，幻視が出やすいです．後に皮質性認知症を伴うことが特徴です．認知症が出現するまでの期間はさまざま

で，1年未満のこともあれば，10年以上のこともあります．初老期以降発病の純粋型DLBでは進行性認知症が主体ですが，パーキンソン症状も出現します．

精神症状では幻視が特徴的で，非常に鮮明で生々しい人，小動物，虫などの幻視が昼夜を問わず現れます．**来てもいない人が来ている，熟知した人に他人が入れ替わっている，この家は私の家ではない，テレビで報じていることが実際に我が家であったように信じる，**などの誤認妄想がみられます．パーキンソン症状は**筋強剛や動作緩慢が主体**で，振戦は目立ちません．**レム睡眠行動障害**を高頻度に示すことが知られています．

2 鑑別診断

現状ではDLBがADや血管性認知症と誤診されていることが少なくありません．DLBの診断基準の必須症状として進行性認知機能障害があげられますが，記憶障害は目立たないものもあります．中核症状は，**変動する認知機能障害，くり返し出現する幻視，パーキンソニズムのなかで，2つ以上あればprobable DLB，1つあればpossible DLB**となります．これらに加えて，自律神経症状が出やすいことから，一過性の意識消失や失神，転倒，抗精神病薬に対する過敏性，レム睡眠行動障害がよくみられること，系統化した妄想，幻視以外の感覚様式の幻覚，などがDLBの診断を支持する特徴です．

画像所見は**ADほど脳萎縮が強くなく**，海馬領域の萎縮も目立たず，側脳室下角の拡大も軽いです．SPECTでは，**脳血流量の低下がADよりも後方**に及び，頭頂・後頭領域，後頭葉内側面に目立ちます．また，心臓の節後交感神経イメージングであるMIBG心筋シンチグラフィでは，レビー小体が出現するパーキンソン病とDLBで取り込みが低下するのに対して，レビー小体が出現しない多系統萎縮症，進行性核上性麻痺，薬物性パーキンソニズムでは正常です．

3 診断後は？

　DLBのパーキンソン症状には，抗パーキンソン病薬が一定の効果がある一方で，認知症その他の精神症状には効果がありません．**抗精神病薬に過敏で，少量でも副作用が出やすい**です．一方，DLB脳ではマイネルト基底核の障害も大脳皮質のコリンアセチルトランスフェラーゼ活性の低下もAD脳より強いことから，ADの治療薬として使用されている**コリンエステラーゼ阻害薬**が効果的で，欧米ではすでに用いられていますが，日本での適応はありません．

> **Point**
> - レビー小体型認知症がアルツハイマー型認知症や血管性認知症と誤診されていることが少なくない
> - 中核症状は変動する認知機能障害，繰り返し出現する幻視，パーキンソニズムである
> - 抗精神病薬に対する過敏性，レム睡眠行動障害がよくみられる

3）前頭側頭葉変性症

内藤　寛

1 病態

　脳の前方部に限局した萎縮を呈する変性疾患群の包括的な臨床概念である前頭側頭葉変性症（frontotemporal lobar degeneration：FTLD）のなかで，前頭葉優位型のピック病は前頭側頭型認知症（frontotemporal dementia：FTD）の中核をなします．

　また，側頭葉に病変の主座をもつ一群に意味性認知症（semantic dementia：SD）があります．SDは，側頭葉の限局性萎縮に伴い，喚語困難ないし失名辞（anomia）が現れ，やがて固有名詞および具体語，熟知の相貌，景観，物品など対象物の知識や意味記憶が失われる特異な了解障害で，体験を支える記憶体系のなかで，知識に相当する意味記憶が選択的に障害されます．

　左半球シルビウス裂周囲の限局的な変性に伴う進行性非流暢性失語（progressive non-fluent aphasia：PNFA）は，呼称や語想起の障害により発語の流暢性が損なわれる失語の一群で，神経病理学的にはFTDと重なりが多いです．失語症状は発語面の障害が目立ちますが，視覚を介した言語理解は障害されず，知能低下や人格変化は病初期には認められません．

2 鑑別診断

　アルツハイマー型認知症（Alzheimer's disease：AD）の病変が脳の後方優位であるのに対して，FTDの病変は前方優位です．ADでは記憶障害で発病するのに対し，FTDでは性格変化や行動異常，失語症で発病し，初期には記憶障害や失行・失認，構成障害などの脳後方症状が認められません．

MRI画像で**前頭葉，側頭葉に萎縮**を認めれば，診断は容易です．SPECTで，前頭葉の著明な血流低下に加え，側頭頭頂領域にも血流低下を認め，脳の前方部優位の機能低下を示す画像所見から鑑別できます．

3 診断後は？

　FTDでは，病初期から性格変化や脱抑制，常同行動などの異常行動が出現し，患者さんのケアは困難を伴い，介護負担が高まり，処遇の最も困難な疾患です．従来は有効な薬物はなく，興奮や暴力，問題行動に対して抗精神病薬の投与がなされてきました．FTDに特徴的な行動はセロトニン系の関与が指摘され，近年，選択的セロトニン再取り込み阻害薬（SSRI）が，FTDの脱抑制，常同行動，食行動異常に対して，新たな治療手段として注目されています．

　SDの病初期には，意味記憶に障害はあるものの，日常生活は概ね自立しています．しかし，進行にしたがって行動面での変化が著明となり，毎日同じコースを散歩するなどの常同行動，時刻表的生活，甘いものを好むなどの食行動異常がみられるようになり，日常生活体験の範囲が狭くなります．さらに進行すると，自発性の低下から，食事や排泄なども行わなくなり，日常生活動作に声かけや介助が必要な状態となります．

　PNFAの典型例では，失語の発症から認知症への移行は緩徐で，性格変化や記憶障害もみられないことから，末期まで日常生活能力が維持されます．早期からの言語療法は，失語によるコミュニケーション障害の改善に有効です．しかし，認知症の出現時にはFTDと同様の行動異常が出現することがあります．

Point
- 性格変化や行動異常，失語症で発病し，初期には記憶障害や失行・失認，構成障害などが認められない
- 病初期から性格変化や脱抑制，常同行動などの異常行動が出現する
- 主な病型は，前頭側頭型認知症，意味性認知症，進行性非流暢性失語などに分類される

第2章 認知症の鑑別診断

4）血管性認知症

北村　伸

　血管性認知症はアルツハイマー型認知症に次いで多いとされています[1]．脳血管障害を伴う認知症性疾患は多くあり，鑑別が必要ですが，区別が難しいことも少なくありません．

1 病態

　血管性認知症の原因は，脳梗塞，脳出血などの脳血管障害です．したがって，典型例では脳血管障害後に認知症を発症します．しかし，既往で明確な脳血管障害の発作はないが，画像で脳血管障害の跡を認め，血管性認知症と診断される例があり，変性性認知症との鑑別が難しいことはしばしばあります．血管性認知症を引き起こす一定の病巣はありません．症例により病巣部位やその数は多彩です．よくある病巣には，中大脳動脈領域ほぼ全域にわたるような皮質と白質を含む広範な病巣，境界領域にある多発性の皮質梗塞巣，多発性の皮質および皮質下出血，基底核と白質の多発性の小梗塞巣，認知機能に関連した領域である視床，海馬，帯状回などに限局した病巣などがあります．

2 鑑別診断

　症状には，必ず認められる中核症状と中核症状に伴ってみられる周辺症状があります．そして，脳血管障害による麻痺や感覚障害などの局所神経症候があります．

1）中核症状

　　記憶障害，理解力の低下，判断力の障害，実行機能障害，失語，失行，失認などがあり，認められる病状はアルツハイマー型認知症と大きな違いはありません．

2）周辺症状

　　暴力，介護への抵抗，徘徊，不潔行為，過食，異食などの行動異常と，幻覚，妄想，せん妄，不安，抑うつ，焦燥，心気，多弁，睡眠障害などの精神症状があります．

3）局所神経症候

　　脳血管障害の病巣に応じた局所神経症状が認められます．上下肢の運動に関係する領域に病巣があれば反対側の上下肢の麻痺がみられます．診察ではバレー徴候が麻痺側で陽性です．脳幹部の眼球運動に関係する領域に病変があれば眼球運動障害がみられ，複視があります．舌や咽頭の運動に関係する領域に病変があれば嚥下障害や構音障害がみられます．大脳基底核領域や白質に多発性の小梗塞があるものでは，麻痺ははっきりしませんが，パーキンソン病様の症状として，四肢の筋固縮，動作緩慢，小歩などがみられる場合があります．両側の大脳病変がある例では，嚥下障害や情動失禁がみられることがあります（詳細は第3章-4）神経学的診察参照）．

4）画像所見

　　CTやMRIで脳血管障害の病巣が認められます（図1）．そして，CTでの脳室周囲の低吸収域（periventricular lucency：PVL，脳室周囲低吸収域）やMRIでの高信号域（periventricular hyperintensity：PVH，脳室周囲高信号域）等の白質病変は血管性認知症と関連があるとされている所見ですが，アルツハイマー型認知症や正常圧水頭症でも認められます．

　　PETとSPECTでは，病巣に一致した脳循環代謝の低下と，それよりは広範な低下域や病巣から遠隔部の低下域が認められ，所見は多彩です．図2に右中大脳動脈領域の梗塞による血管性認知症の脳血流SPECTを統計学的

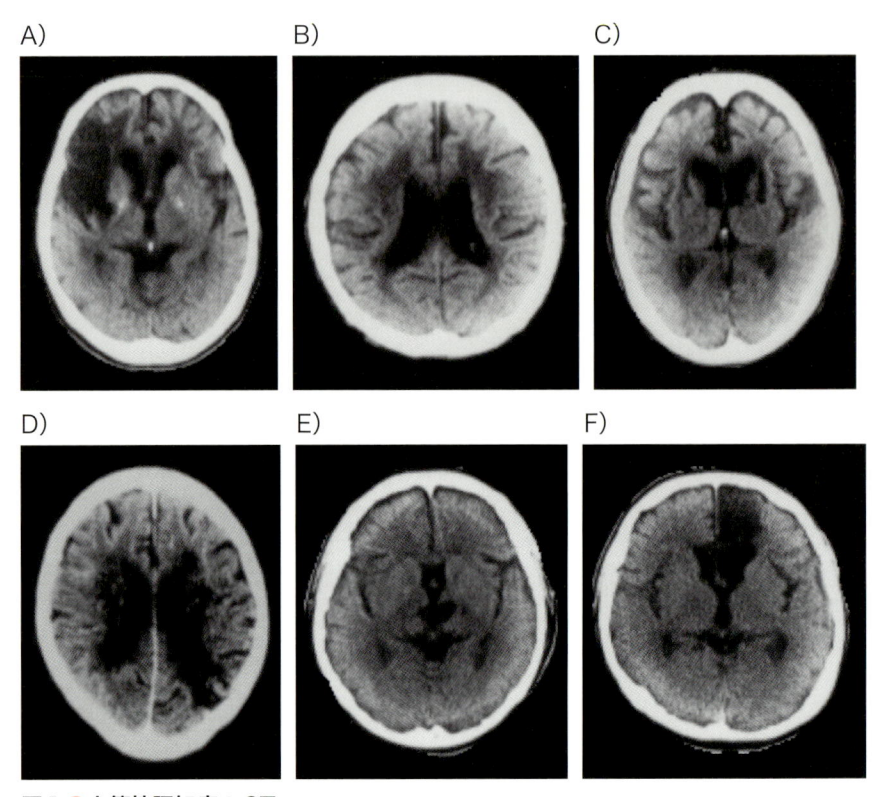

図1 ● 血管性認知症のCT
A) 右中大脳動脈領域の梗塞, B) ビンスワンガー型, C) 両側基底核部の多発梗塞, D) 左側境界領域の梗塞, E) 両側視床小梗塞, F) 左帯状回梗塞.

に解析し, 血流低下を示すZスコアマップを示しました. 基底核や白質に多発性の梗塞を認める血管性認知症では, 前頭葉で顕著な脳血流の低下が認められることが多いです[2] (詳細は第3章-6) 画像診断参照).

5) 診断

血管性認知症の診断基準には, ICD-10 (International Classification of Diseases, 10th revised), ADDTC (the State of California Alzheimer's Disease Diagnostic and Treatment Centers), NINDS-AIREN (National Institute of Neurological Disorders and Stroke-Association Interna-

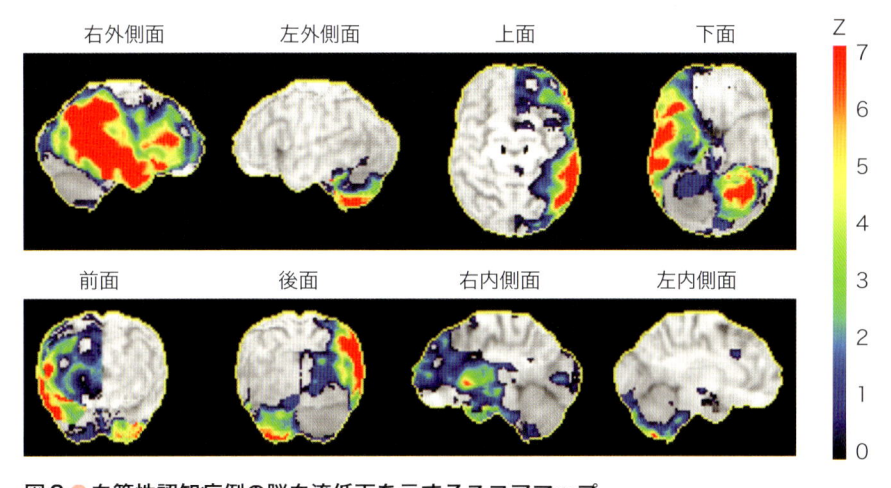

図2● 血管性認知症例の脳血流低下を示すZスコアマップ
右側中大脳動脈領域の広範な血流低下が認められる．左右差が顕著である．左小脳での低下はcrossed cerebellar diaschisisによる

tionale pour la Recherche et l'Enseignement en Neurosciences)，DSM-Ⅳ (Diagnostic and Statistical Manual of Mental Disorders, 4th ed.) などがあります．どの診断基準を使用しても，**病歴に脳血管障害があって，認知症の発症に明らかな関係が認められれば血管性認知症と診断します**．脳血管障害があることは病歴と画像所見により知ることができますが，認知症発症と関連するかどうかの判断は難しいことが多いです．脳血管障害の部位や脳血管障害発症から認知症発症までの期間などから関連の有無を推定していることが多いです．**脳血管障害の部位が認知機能障害を起こしやすいところで，脳血管障害と認知症発症までの期間が短いほど関連が強く示唆されます**．その期間が3カ月という記載と6カ月という記載が前述の診断基準に記載されています．アルツハイマー型認知症との鑑別診断には，Hachinski ischemic score[3] やmodified ischemic score[4] が参考になりますが，**脳血管障害を伴う神経変性疾患も多いことを念頭に置くことが大切です**．

3 診断後は？

プライマリ・ケア医で対応は可能です．血管性認知症を悪化させないために，脳血管障害の再発予防の治療をします．リハビリテーションを取り入れることも大切です．

> **Point**
> - 脳血管障害が既往にある
> - 画像で脳血管障害の病巣を認める
> - 局所神経症候を認める
> - 血管障害があってもアルツハイマー型認知症を合併していることがあることを念頭に置く

文献・参考文献

1) 浦上克哉 ほか：老年期痴呆の疫学．日内会誌，94：1467-1472, 2005
2) 北村 伸 ほか：痴呆性疾患の画像診断シリーズ2 脳血管性痴呆，ワールドプランニング，pp.1-31, 1997
3) Hachinski, V. C., et al. : Cerebral blood flow in dementia. Arch Neurol, 32 : 632-637, 1975
4) Loeb, C., et al. : Diagnostic evaluation of degenerative and vascular dementia. Stroke, 14 : 399-401, 1983

第2章 認知症の鑑別診断

5）その他の認知障害をきたす疾患①
正常圧水頭症，慢性硬膜下血腫，ビタミン欠乏症など

涌谷陽介

■ はじめに

　認知症の鑑別診断を進めるにあたり，第2章1）～4）で取り上げられている変性疾患〔アルツハイマー型認知症（Alzheimer's disease：AD）やレビー小体型認知症（dementia with Lewy bodies：DLB）など〕や血管性認知症の臨床的特徴を習熟することは大切ですが，いずれの認知症の診断基準においても，本項で取り上げるいわゆるtreatable dementiaなどの疾患では「ない」ことが前提となっています（**表**）．変性疾患や血管性認知症以外の認知症や認知症様症状を呈しうる疾患・病態を理解することは，認知症の診断プロセスや適切な治療・療養にとって非常に重要です．

Ⅰ．正常圧水頭症（normal pressure hydrocephalus：NPH）[1]

1 病態

　NPHは，脳内髄液循環の異常により，脳室拡大や脳溝の局所的開大をきたすことで神経症状を呈する疾患であり，臨床的に特徴的な三徴候は，**認知障害，歩行障害，失禁**です（すべての徴候がそろわない場合もあります）．歩行障害の特徴は，歩幅が狭く，開脚ぎみで不安定になります．特に方向を変える時に不安定さが強くなります．いずれの徴候もNPHで障害されやすい前頭葉機能障害を反映しています．くも膜下出血や頭部外傷などの後に生じる二次性水頭症（secondary NPH：sNPH）と，前駆する疾患が明らかではない特発性正常圧水頭症（idiopathic NPH：iNPH）に分けられます．iNPHの有病率は，地域在住の一般高齢者の0.5～約3％と推定され

表　いわゆる treatable dementia を含む認知症あるいは認知症様症状を呈しうる疾患（変性疾患・血管性認知症を除く）

●正常圧水頭症（NPH）	●脳腫瘍
●慢性硬膜下血腫	●炎症性疾患・自己免疫疾患
●アルコール性認知症	・髄膜炎・脳炎，神経梅毒（進行麻痺）
●てんかん	・プリオン病（クロイツフェルトヤコブ病など）
●睡眠時無呼吸症候群	
●内科疾患	・傍腫瘍症候群，辺縁系脳炎
・低血糖・高血糖	●薬剤による副反応・副作用
・甲状腺疾患（甲状腺機能低下症，橋本病など）	・抗うつ薬（三環系，SSRI，スルピリドなど）
・電解質異常（ナトリウム，カルシウムなど）	・睡眠薬・精神安定剤，抗てんかん薬
	・抗精神病薬（定型，非定型）
・高アンモニア血症（肝硬変，門脈－体循環シャント，薬剤性など）	・抗パーキンソン病薬（アマンタジン，抗コリン薬など）
・ビタミン欠乏症（ビタミン B_1，B_{12}，葉酸，ニコチン酸など）	・抗認知症薬（アルツハイマー型認知症治療薬）
・慢性肺疾患・慢性心不全（CO_2 ナルコーシスを含む）	・循環器用剤（過度の降圧，抗不整脈薬など）
	・呼吸器用剤（コデイン，テオフィリン中毒など）
	・消化器用剤（H_2 ブロッカー，スルピリドなど）
	・泌尿器科用剤（抗コリン作用のある薬剤）
	・抗ヒスタミン薬
	・市販薬，健康食品やドリンク剤
	・上記薬剤などの多剤併用によるもの

ており，決して稀な病態ではありません．

2 鑑別診断

　　認知障害としては，前頭葉機能障害を反映して，注意障害，作動記憶（ワーキングメモリー）の障害，発動性の低下，語想起障害が主体となり，日常生活上のエピソード記憶や見当識は比較的保たれる傾向があります．具体的な例としては，ぼんやりしている，動作がゆっくりで続かない，言

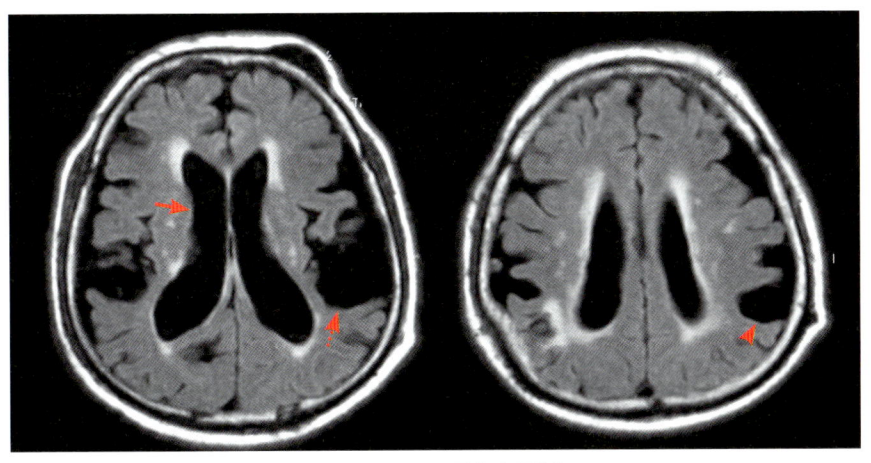

図1 ● 正常圧水頭症患者の頭部MRI FLAIR画像水平断
本症例では，脳室拡大（━▶），シルビウス裂開大（┄▶）に加えて，DESH（▶）と考えられる所見も伴っている

葉がすらすら出てこない，しゃべるのがゆっくりになった，といった症状です．これらを反映してMMSE（Mini-Mental State Examination）やHDS-R（Hasegawa's Dementia Scale-Revised，改訂長谷川式簡易知能評価スケール）では，見当識課題や単語の遅延再生課題は比較的保たれ，逆唱・注意課題，語列挙課題での減点が目立つパターンになります．

頭部CTやMRIにおける特徴的な変化として，**脳室拡大，シルビウス裂の開大，高位円蓋部の脳溝狭小化，局所的な脳溝開大**があげられます（図1）．最近では，「くも膜下腔の不均衡な拡大を伴うNPH（disproportionately enlarged subarachnoid-space hydrocephalus：DESH）」という概念も提唱されています．

臨床症状や画像所見でiNPHが疑われた場合，髄液排出試験（tap test）を行います．腰椎穿刺で30 mL以上，あるいは終圧0になるまで脳脊髄液を排出し，その前後で臨床症状の変化を観察します．通常，歩行障害に関しては簡便なTimed up and go testや10 m歩行でスピードや歩容（ビデオ撮影で評価可能）の改善の有無を確かめます．歩行スピードや歩容の改善，認知機能の改善があればtap test陽性としてシャント術の適応があると考えられます．認知機能についてはMMSEをtap test前後で行います．

3 診断後は？

治療としては，脳室腹腔シャント術（V-Pシャント）が以前より行われてきましたが，最近ではデバイスの発達もあり，より侵襲の少ない腰椎-腹腔シャント（L-Pシャント）が選択されるケースも多くなっています．

また，NPH（sNPHおよびiNPH）は必ずしも脳内で独立した病態ではなく，ADや進行性核上性麻痺などの変性疾患にも合併しうることは銘記すべきです（図2）．

II．慢性硬膜下血腫（subdural hematoma：SDH）

1 病態

SDHは，**軽い頭部外傷（例えば転倒による頭部打撲）の数週間後～数カ月後に症状が出現する**ことが特徴です．頭部外傷以外では，男性，アルコール多飲歴，凝固異常（抗血小板薬や抗凝固薬の内服を含む）などが危険因子としてあがりますが，原因不明の場合も多くみられます．

2 鑑別診断

亜急性（数日～数週間）から慢性に経過し，**頭痛などの頭蓋内圧亢進症状や不全片麻痺（完全片麻痺になることは少ない），歩行障害，言語障害，意識障害，認知症様症状など**，血腫の部位や大きさによってさまざまな臨床症状を呈します．

診断には，頭部CTによる血腫の存在が必須です．典型的には髄液より高信号を呈する三日月状血腫が硬膜下（頭部CTでは，頭蓋骨と脳表の間）に観察されます（図3B）．血腫が大きい場合は，脳溝・脳室の圧排やいわゆる正中変位（midline shift）がみられます．

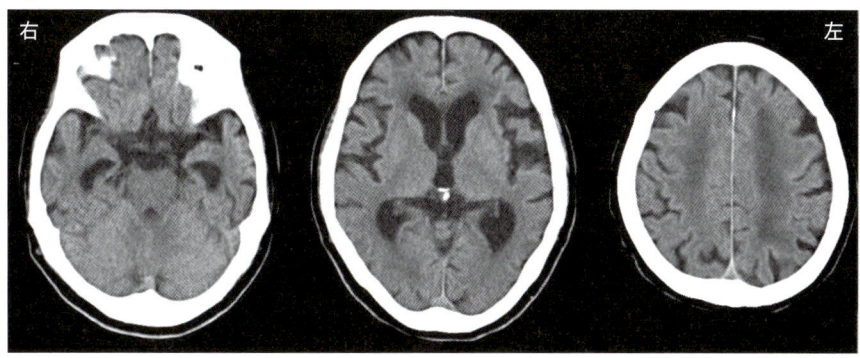

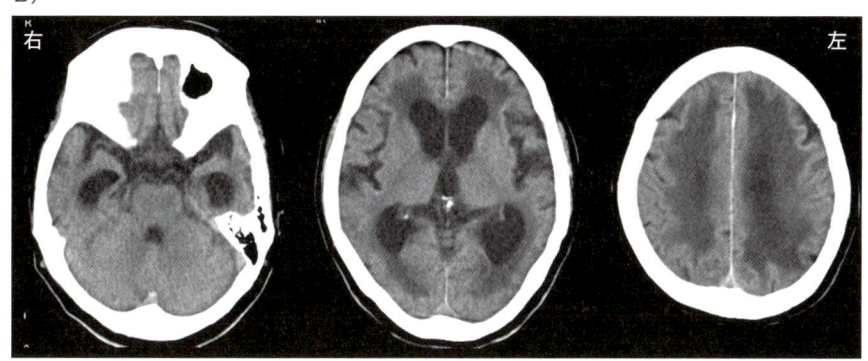

図2 ● NPHを合併したアルツハイマー型認知症患者の頭部CT水平断
A) 60代前半に発症した若年性アルツハイマー病患者の64歳時頭部CT水平断．海馬・海馬傍回を中心とした大脳皮質の萎縮がみられる．脳血管障害像は明らかではない．
B) 同患者の67歳時頭部CT水平断．側脳室および側脳室下角の拡大，側脳室周囲白質の低吸収域化，頭頂葉皮質の脳溝の狭小化を認める．本症例はBのCTを撮影する数カ月前から，認知症，歩行障害，失禁が比較的急速に進行した．アルツハイマー病とiNPHの合併あるいはsNPHの発症と考えられる

3 診断後は？

　　　治療は，外科的に血腫を洗浄除去（穿頭血腫除去術）することであり，早期に発見されれば予後は良好です．

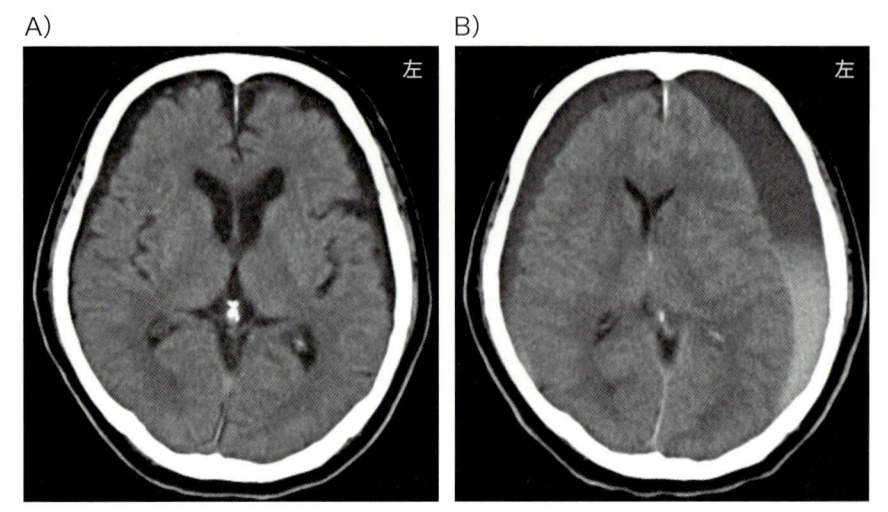

図3● 転倒による頭部打撲後に生じた慢性硬膜下血腫患者の頭部CT水平断
A) 転倒当日の頭部CT水平断．この断面では前頭葉を中心とした大脳皮質の萎縮がみられる．B) 転倒30日後の頭部CT水平断．両側性（右＜左）に硬膜下血腫を認める．特に左側頭葉では，出血量が多くニボーを形成している

COLUMN

転倒直後は異常なしでも…

　ADの70代男性患者さんは，毎日の散歩が日課です．認知症を発症してからも散歩は続けていましたが，発症5年目になると散歩に出る時間帯や距離がまちまちになり，ときどき近所の方につれて帰ってもらったり，警察官に保護されたりするようになりました．ある日患者さんがいつものように「散歩に行ってくる」と言って出かけたまま，夜遅くになっても家に帰ってこないため捜索願が出されました．その結果，近所の線路脇で倒れて動けなくなっているところを警察官に発見され救急搬送されました．右膝等に打撲痕や擦過傷があり，右顔面にも打撲痕がありましたが，意識は清明ですぐに歩くことができました．頭部CT（**図3A**）やMRIでも特に新たな異常は見られなかったので，そのまま帰宅となりました．

　しかし，約3週間後から，いつもよりぼんやりしていて散歩に出ようとしない，食事を食べようとしない，トイレの場所がわからず失禁する，夜間眠らずうろうろと歩きまわる，といった変化がみられました．その数日後（転倒後30日目）に

歩いて受診されましたが，表情の変化や発語が乏しく，立ち上がりでバランスを崩しそうになり，姿勢は前屈姿勢ですり足様の歩行でした．バレー徴候は明らかではなく，指折り動作も可能でした．頭部CTを再検査したところ，著明な両側性硬膜下血腫（右＜左）（**図3B**）が明らかとなり，血腫除去術のため入院となりました．手術は無事終わりましたが，術後せん妄や術前に比べADL・認知機能の低下がみられ入院が長引きました．

SDHの発症が，認知症患者さんの認知機能の悪化やいわゆるBPSD（behavioral and psychological symptoms of dementia：認知症に伴い出現する行動症状や心理症状）の発生・悪化につながることがあり注意が必要です．

III. ビタミン欠乏症（ビタミンB_1, B_{12}, 葉酸, ニコチン酸など）

1 病態

現代社会にあってもビタミン欠乏症は決して稀な病態ではありません．高齢者では，家族構成の変化（例えば独居や高齢夫婦，息子と高齢の母親など）にしたがって食生活が変わり，その後の栄養の偏りの1つとしてビタミン欠乏状態が起こる場合があります．また，認知症患者でも，ビタミン欠乏症が認知症の悪化や全身状態の変化にかかわる場合もあります．

2 鑑別診断

ビタミン欠乏による認知機能低下の現れ方はさまざまですが，ぼんやりしている（覚醒度の低下），睡眠リズムの変化，せん妄状態などがみられます．

ビタミン欠乏状態に早期に気づくには，**普段からの身体的観察（体重の変化，全身倦怠感の有無，貧血や下腿浮腫の有無など）が重要**です．ビタミンB_{12}・葉酸欠乏症では，血液一般検査でいわゆる大球性の変化〔平均赤血球容積（MCV）の上昇など〕がみられますが，鉄欠乏状態が合併すると正球性になる場合も多く注意が必要です．特にビタミンB_{12}欠乏が遷延する

と亜急性脊髄連合変性症（脊髄後索障害による感覚障害・バランス障害や認知症などを呈する）を惹起します．摂取不足，胃切除，萎縮性胃炎，内因子抗体の存在などが病因としてあがります．

3 診断後は？

治療としては，不足しているビタミンを投与することです．高齢者でビタミン欠乏がある場合，慢性的な栄養不良状態（いわゆる malnutrition）が背後にある場合も多く，全般的な栄養指導を行い，必要に応じて市販あるいは医療用栄養補助食品を用います．

IV. 高アンモニア血症

1 病態

高アンモニア血症は，肝硬変の際にみられることが多い病態です．しかし，高齢者においては腎盂腎炎などの細菌（ウレアーゼ産生菌）感染症，門脈-体循環シャント（肝静脈瘤，腸間膜静脈瘤，脾静脈-下大静脈シャントなど），薬剤性（バルプロ酸など）など，肝硬変ではない場合でも高アンモニア血症を呈することがあります．

2 鑑別診断

高アンモニア血症によるいわゆる肝性脳症では，**変動する意識障害（せん妄状態を含む），羽ばたき振戦（陰性ミオクローヌス）**が特徴です．ただし，軽症例や病初期では，**睡眠障害や抑うつ，無関心**といった精神症状を呈する場合があり，注意が必要です．脳波では，左右対称性の三相波を中心とした徐波化がみられます．

3 診断後は？

治療としては，原因や誘因の除去，全身状態の改善（便秘，脱水，感染症などの治療）が最も優先されますが，対症的に経口用二糖類製剤（ラクツロースなど），抗生物質（カナマイシンなど），分枝鎖アミノ酸製剤が用いられます．

V. てんかん[2]

てんかんは，高齢者でも稀な疾患ではありません．有病率はむしろ年齢とともに上昇する傾向にあります．けいれん発作を伴うてんかん発作は，本人や目撃者にとっても気づきが容易ですが，けいれん発作を伴わないてんかん発作は，発見が遅れがちです．**数分～1日にわたる意識の減損や言語障害**（例えば，数分間空を見つめるようにぼーっとしている，急にしゃべらなくなる），**情動・行動異常**（怒ったり攻撃的になったりする，自動症：舌なめずりをくり返すなど）が**急速あるいは突然に生じる**場合は，てんかんを疑う必要があります．多くは脳血管障害や変性疾患などの器質性脳疾患が基盤にある場合が多いですが，はっきりした病歴や病変がない場合もあります．脳波も非発作時では大きな異常がない場合も多いと言われています．詳細な病歴聴取が何よりも大切です．

治療としては抗てんかん薬（antiepileptic drug：AED）が用いられますが，高齢者の場合，安全性（薬物相互作用など）を考慮して，いずれのAEDも少量から使用することが重要です．

VI. 睡眠時無呼吸症候群（sleep apnea syndrome：SAS）

SASも高齢者では稀な病態ではありません．日中の眠気・集中力低下，夜間頻尿・尿失禁，認知機能障害，抑うつ，早朝頭痛，血圧変動など多彩な症状が組み合わさって生じます．病歴聴取上，いびきや無呼吸の存在を他者から指摘されていることが重要ですが，独居者や1人居室で寝る場合

には，いびきや無呼吸の有無がわからない場合もあります．ESS（Epworth Sleepiness Scale）日本語版[3]などを用いてスクリーニングを行い，SASが疑われる場合は専門医と連携して，ポリソムノグラフィー（polysomnography：PSG）検査を行うことが重要です．治療としては，持続式陽圧呼吸療法（continuous positive airway pressure：CPAP）や歯科的なスリープスプリント装着があります．

VII. 薬剤による認知症様症状（せん妄を含む）[4,5]

　高齢者は複数の疾患をもっていることも多く，それにしたがい内服薬の種類が増加します．受診医療機関が複数の場合に顕著となる傾向があります．また，胃腸機能や肝腎機能の低下，体重減少などにより通常量でも過量投与につながる場合もあります．

　特に，**睡眠導入薬，抗不安薬，抗うつ薬，向精神薬など（およびこれらの併用）の副反応・副作用**が経験的にも多く観察されます．また，身体疾患に使用される薬剤のなかには，抗コリン作用をもつものが少なからずあり，長期使用により認知機能に影響を及ぼすことが知られています．降圧薬による過剰な降圧や起立性低血圧も，高齢者の精神活動を低下させる場合があります．

　夜間不眠や興奮，せん妄の原因が，市販薬・健康食品（例えばエフェドリン配合総合感冒薬）やアルコールやカフェイン含有飲料である場合もあり注意が必要です．

　抗認知症薬（AD治療薬）でも，内服によりかえって認知機能障害が悪化したようにみえたり，心理・行動症状が悪化したりする場合があります．各薬剤の投与初期や増量期には，十分な観察と医療面接が必要であり，家族へも説明が必要です．副反応・副作用が考えられる場合は，用量調整や中止，薬剤の変更も考慮すべきです．ただ，抗認知症薬の場合，その効果により精神・身体活動が活発になったために，介護者にとってはかえって「扱いにくさ」が強まったと評価されてしまうこともあり，病状・病態および薬剤の効果に関する説明や介護者の性格や患者さん本人との関係性への

配慮も必要な場合があります．

おわりに

　変性疾患や血管障害による認知症以外の，認知症あるいは認知症様症状を呈する疾患について解説しました．ADやDLBと診断する前に鑑別すべき疾患・病態は実は数多くあり，そのなかにはいわゆる treatable dementia といわれる病態が含まれていることを銘記すべきでしょう．

> **Point**
> - 認知症のなかには早期発見により治療・治癒が可能なものがある（いわゆる treatable dementia）
> - AD，DLBなどと診断された患者さんの症状の急速な悪化や変動がある場合やBPSDの発現に，treatable dementia の合併がある場合がある

文献・参考文献

1) 『特発性正常圧水頭症診療ガイドライン第2版』（日本正常圧水頭症学会特発性水頭症診療ガイドライン作成委員会 編），メディカルレビュー社，2011
2) 日本神経治療学会治療指針作成委員会 編：標準的神経治療　高齢発症てんかん．神経治療，29：459-479, 2012
（https://www.jsnt.gr.jp/guideline/img/ktenkan.pdfからダウンロード可能）
3) Takegami, M., Suzukamo, Y., Wakita, T., et al.：Development of a Japanese version of the Epworth Sleepiness Scale (JESS) based on Item Response Theory. Sleep medicine, 10：556-565, 2009
4) 宮田久嗣，中山和彦，葛原茂樹：第V章　薬物・物質中毒．「老年医学の基礎と臨床II」（浦上克哉 編／大内尉義 監），pp.175-202, ワールドプランニング，2009
5) Campbell, N., Boustani, M., Limbil, T., et al.：The cognitive impact of anticholinergics：a clinical review. Clin Interv Aging, 4：225-233, 2009

第2章 認知症の鑑別診断

6）その他の認知障害をきたす疾患②
せん妄，うつ病，糖尿病など

北村　伸

　認知障害をきたす疾患は数多くあり，鑑別が必要です．ここでは，認知症との区別が必要なせん妄，うつ，そして，認知機能障害をきたす糖尿病，腎疾患，肝疾患などの身体疾患について鑑別を中心に述べます．

I．せん妄

1 病態

　意識障害がないことが認知症の診断に必要ですが，**せん妄は意識障害による急性の精神症状**です[1]．注意の集中や維持が困難となり，理解や判断が困難になります．幻覚，不穏，易刺激性，非協力的，暴言，暴力，徘徊等の行動・心理症状がみられ，活動性が亢進している場合が多いですが，活動性が低下して不注意となり，会話についてこられず，動作が遅くなっていることもみられます．

2 鑑別診断

　アルツハイマー型認知症のような認知症と異なり，せん妄は数時間〜数日のうちに**急激に出現**します．そして，症状は常に一定ではなく動揺します．夜間せん妄と呼ばれるように，**夕方〜夜間に増悪**を示すことが多くみられます．せん妄の持続は，数日〜数週間です．**身体疾患，環境の変化，そして薬剤の影響などがせん妄の背景にあります**．身体疾患が背景にあるものでは，例えば肺炎に罹患し，今まで特に問題のなかった人に急に幻覚が出現して不穏となるのは，せん妄と考えられます．そして，治療のため

表1 ● せん妄と認知症（アルツハイマー型）の主な違い

	せん妄	認知症
発症のしかた	急激	緩徐
意識レベル	低下	正常
動揺性	多い，夜間や夕方に悪化	少ない
症状の持続	数日〜数週	永続的
身体疾患	多い	時にあり
薬物の関与	あり	なし
環境の関与	多い	なし

　の入院という環境の変化や，睡眠薬などの薬剤によってもせん妄を生じることがあります．せん妄は，認知症と鑑別をしなくてはいけないことの1つであり，主な違いを表1に示しました．せん妄は，認知症の人に出現しやすい特徴がありますが，今までは認知症であることが気づかれていなかった人がせん妄となり，それが消失した後に認知症であることがわかることも稀ではありません．症状の始まり方，それに関連する背景因子の検索，症状の動揺性，意識障害の存在などが認知症との鑑別ポイントであると考えます．

3 診断後は？

　プライマリ・ケア医は介護者に状態を説明し，せん妄の原因となっている身体疾患があればその治療をします．そして，環境の変化が原因であれば調整をします．ときには非定型抗精神病薬などの薬物治療が必要なこともあります．精神科などの専門医にアドバイスを求めることも必要です．

Point
- 意識レベルの低下がある
- 始まりは急であり，特定できることが多い
- 症状に動揺性がある
- 原因として身体疾患や環境の変化などがある
- 誘因となっていると考えられる身体疾患や因子を調整することが必要

II. うつ病

うつを呈する代表的疾患はうつ病で，認知症と鑑別が必要な疾患の1つです．時には鑑別の難しい例に遭遇することもあります．

1 病態

うつ病は，**うつ気分を伴う感情と意欲の障害**です．うつ気分や意欲低下が目立たなくて頭重感などが目立つことから，身体疾患と間違われていることもあり，これが仮面うつ病です．そして，うつ気分や意欲低下が目立たず，不安，焦燥が目立ち，動作や思考のスピードが遅くなり，注意の集中が困難になるために記憶力の低下や判断の障害が起こり，自覚症状として記憶力の低下を訴え，認知症と間違われていることもあります（仮性認知症）．

2 鑑別診断

抑うつ気分，意欲低下，不安，焦燥，自殺念慮，睡眠障害（特に早朝覚醒型の不眠），食欲減退，頭重感，自律神経症状等の症状があります[2]．**高齢者のうつ病では，若年者と比較して，抑うつ気分や意欲低下の出現が少なく，不安，焦燥，心気，妄想，自律神経症状がよくみられる**のが特徴とされています[1]．認知症とうつ病との主な鑑別のポイントを**表2**に示しました．うつ病では，家族との離別・死別，引越し，施設への入所，社会的責任からの開放や引退等の何らかのライフイベントが誘因となって**比較的短期間のうちに発症**することがあり，数カ月前から始まったなど特定できることが多いです．この点は，アルツハイマー型認知症では，症状の始まりが特定できないことが多いことと異なっています．うつ病では，症状の持続は数週間〜数カ月間で，認知症が永続的なことと異なっています．うつ病では，症状が朝に増悪し，夕方から夜にかけて軽快する日内変動を示すことがあります．患者の訴える記憶障害と比較して，検査ではそれほど

表2● うつ状態と認知症（アルツハイマー型）の主な違い

	うつ状態	認知症
感情	抑うつ気分の持続	表面的
記憶障害	訴えるほどの低下はない	あり
理解，会話	困難でない	困難
応答	答えが遅い，考えてわからないという	考えない，作話
症状の持続	数週間～数カ月	永続的
うつの既往	多い	なし
自殺傾向	しばしば	少ない
症状の始まり	特定できることが多い	特定困難

でもなく，**訴えと検査結果に乖離**がみられることもあります．前述した点から認知症とうつ病の鑑別をしますが，うつと診断した例が後で認知症であったということもしばしば経験します．**うつ病と認知症の鑑別が困難な例では，認知症の可能性も考慮して，経過をみていく**ことが大切です．

3 診断後は？

うつ病と診断したら，プライマリ・ケア医は，精神科や神経科などの専門医に紹介するのがよいと思います．

> **Point**
> - うつの始まりが特定できることが多い
> - うつの既往があるかを確認する
> - 自覚的なもの忘れの訴えと診察での所見に乖離がある
> - うつが認知症に伴ってみられることもあるので，認知症の可能性を考えて経過をみていくことも大切

III. 糖尿病

糖尿病はアルツハイマー型認知症の危険因子の1つですが，糖尿病により認知障害を起こすことがあります．

1 病態

糖尿病性昏睡には3型があります．糖尿病性ケトアシドーシスではケトン体や短鎖脂肪酸が増加してケトアシドーシスを呈しています．非ケトン性高浸透圧性昏睡では，血液と尿のケトン体陰性でアシドーシスはありません．乳酸血症性アシドーシスでは，乳酸が増加してアシドーシスを呈しています．いずれも**意識障害**を呈し，進行すれば昏睡となりますが，意識レベルが低下している状態では，認知症様の症状がみられることがあります．

2 鑑別診断

血液検査で，高血糖，ケトン体の存在，アシドーシスなどを認めることで診断されます．糖尿病の合併について情報を得ておくことも診断に大切です．**症状の主体は意識障害**であり，発症は特定でき，進行も速いことがアルツハイマー型認知症などの変性性認知症とは異なります．

3 診断後は？

プライマリ・ケア医は糖尿病性昏睡の治療をします．難しい場合は，入院が可能な糖尿病専門医に紹介することも必要です．

> **Point**
> - 糖尿病がある
> - 血糖を測定する
> - 意識障害がある

IV. 肝疾患

1 病態

　　肝硬変などの重篤な肝疾患で脳症をきたすと，意識レベルが低下して認知障害をきたします．肝機能障害により**血中のアンモニアが増加**しています．

2 鑑別診断

　　血液検査で血中アンモニアを測定します．病歴で肝疾患の既往の有無を確認しておくと診断に役立ちます．症状として，羽ばたき振戦が認められることがあります．意識障害が軽度のときは，脳波検査で三相波が認められます．

3 診断後は？

　　プライマリ・ケア医は，肝疾患の治療を行います．入院が必要なときは専門医に紹介します．

> **Point**
> - 血中アンモニアを測定する
> - 肝疾患がある
> - 意識レベルの低下がある

V. 腎疾患

1 病態

　　腎機能障害により認知症様の症状が出現します．進行すると昏睡に至ることがあります．代謝性アシドーシスがあり，血液検査では**血清クレアチ**

ニンの増加がみられます．

2 鑑別診断

腎臓疾患の病歴，血液検査で診断は可能です．

3 診断後は？

腎障害の治療を行います．血液透析も必要になります．

> **Point**
> - 血清クレアチニンの測定をする
> - 腎疾患がある

VI. 非痙攣性てんかん重積状態

1 病態

欠神発作や複雑部分発作の重積時に，意識レベルが低下し，反応が遅く，認知症様症状がみられます．症状としては，興奮，発語の減少，無言，せん妄などがあります．

2 鑑別診断

痙攣発作がないので，**脳波検査が必要**です．てんかんの病歴があることが多いです．しかし，ない例もあり，代謝性脳症やせん妄などのような間違った診断をされていることもあります[3]．

3 診断後は？

　診断がついたら，ジアゼパムを静注します．その後は，欠神発作にはバルプロ酸ナトリウム（デパケン®），複雑部分発作にはカルバマゼピン（テグレトール®）などの抗てんかん薬などを経口投与しますが，専門医に紹介するのがよいと思います．

> **Point**
> - 脳波検査をする
> - てんかんの病歴の有無を判断する

文献・参考文献

1）『DSM-IV精神疾患の分類と診断の手引き』（高橋三郎ら 訳），医学書院，1995
2）日本老年精神医学会：老年精神医学講座；各論，ワールドプランニング，2004
3）Kaplan, P. W. : Nonconvulsive status epilepticus in the emergency room. Epilepsia, 37 : 643-650, 1996

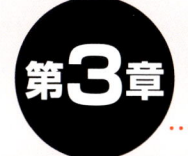

第3章 認知症診断の実際

1）早期発見のコツ
2）医療面接
3）スクリーニングテスト
4）神経学的診察
5）精神医学的診察
6）画像診断
7）その他の検査

第3章 認知症診断の実際

1）早期発見のコツ
見た目や動作，会話でわかる認知症患者の特徴

森山　泰，三村　將

1 診察上の留意点

　近年，認知症診断における神経心理学的検査や画像診断の進歩は著しいですが，それを用いる目的や解釈がしっかりしていないと点数だけが一人歩きしてしまう危険があります．例えば認知機能検査を行う際に，難聴や失語が存在したり，検査への動機づけが低かったりすれば検査成績は低下しますが，そのようなことを無視して「何点以下は認知症」といった単純な理解をしてしまう医療・介護・福祉関係者も少なくありません[1]．検査以上に重要なことは，患者さんの生活状況の聴取，医療面接，身体所見や行動心理症状（behavioral and psychological symptoms of dementia：BPSD）の把握を適切に行い，総合的に評価することです．以下にこれらを順に説明します．

1）生活状況

　認知症の診断基準には"社会的活動に支障がある"ことが要件に盛り込まれており，その診断は診察室での診察や検査のみでできるものではありません．特に初期の認知症では，手段的ADL（instrumental ADL）の聴取が大切で，これは独居の状況を想定して買い物，金銭管理，交通機関の利用，服薬管理，電話の利用，料理，家事，洗濯などについて尋ねます．ただし，男性では料理，家事，洗濯などをもともとしない（できない）場合があり，注意が必要です．

2）医療面接

　医療面接を行う際には「今日はどこから来ましたか？」「お住まいはどち

らですか？」「年齢は？」「体の病気はありますか？」といった**無難な質問から始め，患者さんとのラポールを深めつつ，その返答を通じて見当識障害のある程度の評価を行います**．また，医療面接中に**言語の異常**についても評価します．例をあげると，アルツハイマー病（Alzheimer's disease：AD）では，語健忘のため「あれ」「それ」など代名詞の多用や回りくどい表現が多くなります．前頭側頭葉変性症（frontotemporal lobar degeneration：FTLD）では，会話の文脈と関係のない文が唐突にワンパターンで出現する滞続言語を呈することがあります．意味性認知症では，呼称課題（例：とけい）を正答した際に「とけいって何ですか」と応答したり，「海老」を「かいろう」と読み誤るなどの特徴を有します[2]．なお筆者は認知症に併発する失語の評価法として，住所の返答やMini Mental State Examination（MMSE）の呼称課題（時計，鉛筆）の成績が不良である場合，錯語（言い間違い）の有無，口頭指示（閉眼，右手挙上など）の従命，復唱課題（「今日は晴れです」など）を行っています．

妄想などを聴取する際には「困っていることはありますか」といったopen ended questionsから始め，「最近世の中物騒ですが物を盗られることはありますか？」といったclose ended questionsを徐々に組み入れていきます．また，もの忘れについては「通帳・鍵・印鑑のしまい忘れや置き忘れ」といった**独居機能に関連する健忘**の有無を聴取することが大切です．この際，**病識の有無**についても評価しますが，病識は若年性ADの一部を除いて低下〜欠如しています．一般に，FTLDの場合では初期から病識が欠如し，血管性認知症（vascular dementia：VaD）やレビー小体型認知症（dementia with Lewy bodies：DLB）の場合はある程度の病感を有していることが多いです[3]．

3）身体所見，BPSD

神経学的所見に関しては，例えば進行性核上性麻痺での眼球運動所見など，非AD型認知症性疾患は神経学的異常が診断の決め手となる場合が多く，逆に**ADでは相当に進行するまで神経学的異常がない**のが特徴です．その他DLBのパーキンソニズムでは，典型的なパーキンソン病のような安静

時振戦や症状の左右差が目立たず，動作緩慢や易転倒性が主体で，自律神経症状としては起立性低血圧の頻度が高いです．FTLDでは前頭葉症状として把握反射がみられることがあります．

高齢者はしばしばさまざまな身体疾患に罹患し，かつすでに薬剤を内服していることも多いです．したがって，これら**身体疾患・薬剤によるせん妄合併の可能性を常に考え**，身体所見，病歴の聴取，内服薬の確認などを慎重に行っていきます．せん妄は意識障害に精神運動興奮を伴い，夜間増悪し，後に健忘を残すのが特徴です．なお，国際老年精神医学会の定義[4]では，せん妄はBPSDには含まれないとされていますが，臨床上BPSDとせん妄との鑑別は困難なことが稀ではありません．

BPSDは，神経基盤と密接に関係するものと，そうではないものがあります．例えばDLBの幻視やFTLDの常同行動は，診断基準に明示され，疾患に特徴的です．すなわち，疾患特有の神経基盤に既定されたいわゆる中核症状として捉えるべき症候です．一方，ADの物盗られ妄想は，その神経基盤の存在下で，さまざまな身体・心理・環境的要因が作用し生じると考える方が妥当です．

2 変性3疾患の特徴

各認知症性疾患の特徴については「ADの典型例は白髪の多幸的な女性で，血管性認知症の典型例は抑うつ的な杖をもつ男性」など，臨床現場ではさまざまな伝承がありますが，以下に代表的な変性性認知症の3疾患の特徴[5]を述べます．

1）ADらしさ

ADの特徴的な徴候として**「取り繕い反応」**と**「振り返り徴候」**があります．前者はわからないことを質問されると「わかりません」とは答えず，「そんな難しいことを聞かれても」とか「今日は体調が悪いので」など，何らかの言い訳をする反応です．後者は患者さんが医師の質問に答えられない際に，あるいは適切に答えられたか自信がない場合に，同席した家族を

振り向く行為です（「あなた答えてみなさい」など）．これらはいずれも，いわばADで人格が保たれていることを反映した現象です．

2）FTLDらしさ

ADでは自分が周囲からどのように思われているかを気にする場合が多いですが，FTLDでは逆に無頓着になる「わが道を行く行動」，診察中でも途中で立ち上がって勝手に出ていこうとする「立ち去り行動」，質問に対し考えようとしない「考え不精」をしばしば認めます．

目の前にある物を何でもいじろうとする現象，必要もないのに目の前にある物品を使ってしまう現象（使用行動）などもみられます．検者の質問をそのままおうむ返ししたり（反響言語），目の前にいる人の動作をまねしたり（反響動作）することもFTLDに特徴的です．

3）DLBらしさ

人物や動物などのありありとした幻視，寝ぼけや寝言，夢遊病様行動などのレム睡眠行動異常，家族などよく知っているはずの人物を誤認する人物誤認徴候などを認めることが多いです．ただし，幻視に関しては近年過剰診断の傾向があり，「認知症で幻視がみられたらDLB」と短絡的に診断されている例もあり，しっかり調べるとADに薬剤性せん妄が重なっていたケースなどを誤診している場合も少なくありません．

3 おわりに

高齢者の精神障害では，認知症を含め，4つのD〔delirium（せん妄），depression（うつ病），dementia（認知症），delusion（妄想）〕の鑑別が大切とされています．しかし，これら4つの病態はしばしば鑑別困難であり，合併することも稀ではありません．また，高齢者の精神医学的症候学では，幻の同居人（他人が家に住んでいるなど），誤認（娘を姉と間違えるなど）など精神病の症候学をそのまま当てはめるのが困難なことが少なくありません．生活状況，医療面接，身体所見，検査所見などから総合的に

表●面接を通じて得られる情報と所見からみた認知症の鑑別の要点

	アルツハイマー病(AD)	血管性認知症(VD)	レビー小体型認知症(DLB)	前頭側頭葉変性症(FTLD)	うつ病性偽性認知症
外観	愛想よい表情	杖歩行,動作緩慢	仮面様顔貌,パーキンソン歩行	表面的な多幸,ときに不機嫌	表情に乏しく動きは少ない,ときに焦燥
対話上の特徴と対人的態度	振り返り,取り繕い	構音障害,感情失禁,悲観的,ときに易怒的	小声,低声	滞続談話,反響言語,反響行為,無関心,立ち去り行動,わが道を行く行動	小声,低声,悲哀感,不安感,罪責感の表出,自己の能力低下を悲観して強調する態度
特徴的な病的体験や行動障害	物盗られ妄想*		くり返し出現する具体的内容の幻視と誤認妄想,レム期睡眠行動異常症	常同行動(単純反復動作,一定コースの周徊,同じ食品への固執)	心気妄想,罪業妄想,貧困妄想
発症の進行の様式,日内変動・日間変動	緩徐な発症と進行,夕暮れ症候群	脳血管障害に引き続く階段状の悪化(緩徐な発症と進行もありうる)	緩徐な発症と進行,認知機能に日内あるいは日間の変動あり	緩徐な発症と進行	週単位あるいは月単位で発症時期を特定できる,午前中に増悪する日内変動
簡便な認知機能検査上の特徴	顕著な遅延再生障害,再認も障害,図形模写の障害	初期には記憶障害は軽度,遂行機能障害,動作緩慢	図形模写,時計描画で検出される視空間認知・構成障害	初期には記憶障害や視空間認知障害はない,考え不精,当意即答,提示物品の使用行動	遅延再生障害があっても再認は保持

＊:アルツハイマー病でよく認められるが特異的ではない.
布村明彦:第3章認知症の診断 4.診察 B.精神医学的診察.「認知症ハンドブック」(中島健二,天野直二,下濱 俊,三村 將 編),p138,医学書院,2013より改変して転載

判断することが重要です(**表**参照).

> **Point**
> - 認知症の診断は神経心理検査・画像診断だけではできず,生活状況,医療面接,身体所見から総合的に判断する
> - 医療面接を行う際には無難な質問,open ended questions, close ended questionsの順に行う
> - ADの「取り繕い反応」と「振り返り徴候」,FTLDの「わが道を行く行動」など各疾患に特徴的な徴候がある

文献・参考文献

1) 松田　実:認知症の症候論.高次脳機能研究,29:18-26, 2009
2) 『認知症ハンドブック』(中島健二,天野直二,下濱　俊,三村　將 編),医学書院,2013
3) 池田　学:認知症.高次脳機能研究,29:222-228, 2009
4) 『痴呆の行動と心理症状　BPSD』(国際老年精神医学会日本老年精神医学会 監訳),アルタ出版,2005
5) 松田　実:認知症診療に関する各科の特異点と問題点　内科の立場から.老年精神医学雑誌,23 増刊Ⅰ:43-48, 2012

第3章 認知症診断の実際

2）医療面接

尾籠晃司

1 問診票の利用

　医療面接に先立ち，質問紙による問診を行うことは認知症の場合非常に有用です．本人に書いてもらう問診票からはそれほど情報が得られないことが多いですが，家族に書いてもらう問診票は有用ですので，ぜひ何らかの形で行うことをお勧めします．初回面接であまり同伴者から長く話を聞くと，本人が被害的になったり，待てなくなったりすることがあるので，それを防ぐためにも**同伴者には前もって問診票を書いてもらいます**．**表**に我々の施設で用いている問診票のなかから，聞いておきたい項目を抜き出してお示しします．

　本人の書いた問診票は，書けていれば，ある程度の理解力があること，文章を書くことができることなどを示しますが，**本当に本人が書いたのかどうか**，代わりに同伴者が書いたのではないか，あとで確認を要します．

　問診票の内容は，記憶障害を中心とした認知機能障害や性格変化，BPSD (behavioral and psychological symptoms of dementia，認知症の行動心理症状) があるかないか，そしてそれらの経過について確認することを目的として，**なるべく簡単に答えられるように**作っておく必要があります．読んで○をつけるだけで済めば最も負担がありませんが，一部には記述式の質問も必要でしょう．既往症，服薬している薬，学歴，職歴，現在の生活状況などについての情報も得るようにします．家族が困っていることについては自由に書く欄もあるといいでしょう．

表●問診票により確認すべき事項

以下の症状がありますか．あるものすべてに○をつけてください．
・もの忘れがある（同じことをくり返し聞いたり，昨日のことをすっかり忘れるなど）
・日付や曜日がわからない
・迷子になったことがある
・以前のように家事や仕事ができない（料理，買い物，通帳管理が難しいなど）
・性格が変わってきた
・幻覚（あるはずのないものが見えるなど）や妄想（「ものを盗られた」などと言う）がある
・脳卒中を起こしたことがある
・精神科にかかったことがある
・安定剤や睡眠薬を飲んでいる
・てんかんがある
・梅毒にかかったことがある
・胃腸の手術を受けたことがある
・睡眠，食欲に変化がある
・飲酒している：1日（　　　）合，（　　　）年間
・最終学歴：（　　　）中学，高校，大学
・職歴：（　　　）歳まで（　　　）で働いた
・家族状況（表を用いて記入）：
・趣味は何ですか．最近はしていますか：（　　　）（している　していない）
・もの忘れなどの症状はいつ頃からありますか：（　　　）
・徐々に起こりましたか，急に起こりましたか：（徐々に　急に）
・良くなったり悪くなったりしますか：（はい　いいえ）

2 面接

認知症の程度によって面接の内容は変える必要がありますが，まずは軽度〜中等度の認知症を想定した面接について説明します．

1）面接の開始

問診票の記入が終わったら，その内容を確認し面接を始めます．問診票の内容から，患者さんにとっては不本意な受診であることが明らかになる場合もあります．例えば問診票に「私はどこも悪くありません」と書かれているような場合です．このような場合は，「どこも悪くないと書いてい

らっしゃいますが，ご家族は心配されていることがあるようですので，少しだけお話を聞かせていただけますか」と話し，**本人の不本意な気持ちに配慮**しつつ面接を行います．何とか帰らずに付き合ってもらえれば，あまり協力が得られなくても診断はできると思います．通常，本人，家族同席にて面接を始めるのが自然ですので，多くの場合はそのようにします．最初に担当医師より自己紹介したのち，主訴について聞くのが普通ですが，その前に患者さんに「それでは今日一緒に来られた方々を紹介していただけますか」と求めるのもいい方法です．**同伴者をうまく紹介できない**ような場合は，少なくとも中等度以上の認知症があるといえます．例えば，娘と一緒に来ているのに「妹です」と答える，息子や娘とはわかるが名前が言えない，何人か一緒に来ている子供たちの兄弟の順番を間違える，などの問題がここで明らかになることがあります．

2）もの忘れについて

次に，「今日はもの忘れのことを心配されて相談に来られたとお聞きしましたが，ご自分でも何かもの忘れで困ることがありますか」と尋ねます．ほとんどの認知症の患者さんはこの質問に対して「もの忘れはしますけど，そんなに困ることはありません」というふうに答えます．この**「自分は困っていない」**という返事は認知症に特有の病識のなさを表していると言ってもいいと思います．

3）その他の困っていること

ほかに困っていることはないか，**体調や体の不自由，睡眠，食欲**などについても確認します．もの忘れについては困ることはなくても，「目が悪くて」とか「頭痛がして」など身体的な訴えがあることはしばしばありますので，その訴えに乗る形で診察を進めるとスムーズにいきます．

家族にはここで，困っていることについて聞いてもいいですが，問診票に書かれていることが多いので，本人の前で無理に確認する必要はありません．本人が「私はもの忘れなどしません」などと言い，症状否認が強いような場合は，聞くと本人の感情を損ない，面接が続けられなくなる場合

もあるので注意します．聞いても問題がなさそうな場合は，家族がどのような症状を心配しているのか，それがいつから始まったのかを確認します．家族は「最近もの忘れがひどいのに気づいた」とは言うものの，よく聞いてみると，「そういえば2，3年前からいくらかのもの忘れがあった」と思い出すことが多いものです．

4）これまでの人生について

仕事のこと，家事のこと，趣味のこと，日常生活で介護を受けているかなど一通り今の生活のことを確認したら，次に「それでは昔のことも少しお聞きしてもいいでしょうか」と言い，「生まれはどこですか」，「学校はどこまで行きましたか」，「仕事は何をしましたか」，「結婚はいつしましたか」，「子供は何人ですか」，「趣味は何ですか」など昔のことを聞きます．これらのことを聞き始めるとどうしても話が長くなりがちであり，時間がない場合は省くことはできる内容と思います．しかし，できるだけ初診時に聞いておく方がよいでしょう．それは，情報を得るためにも必要ですが，**今後この患者さんと付き合っていくにあたり，主治医が患者さんの人生を再体験しておくことは患者さんの気持ちに共感するうえで非常に役に立つから**です．今後患者さんと上手に付き合っていくためには，ここで得られた「**一番かっこ良かったときの患者さん**」のイメージをもちながら付き合うのがうまくいくコツです．また，診察に拒否的であった患者さんも，昔話を聞いているうちに打ち解けてくる場合もあります．認知症の場合，古い記憶は保たれ，時代が下るほど記憶があやふやになってくる特徴があります．ですから，出生地や学校名が言えなければ認知症が重度と考えられますし，子供が何人で今どこでどんな生活をしているか正確に答えられれば認知症は軽度と考えられます．

5）趣味

趣味や楽しみは今後のリハビリテーションを行う際の参考になり，また，趣味や楽しいことをしなくなるのも認知症の重要な症状の1つですので，それを確認するためにも聞いておきます．趣味をしなくなった時期が，振

り返ってみると認知症が発症した時期と考えられることも多いです．

3 認知機能検査

　症状がいつ頃から始まってどのように進んだのかが確認できたら，「では，もの忘れの検査をさせていただけますか．いくつか質問をさせていただきますね」と前置きし，長谷川式認知症スケール（HDS-R）などのスクリーニングテストを行います．

　簡単な検査はできれば主治医がすることが望ましいです．検査結果のみでなく，**検査に対する態度**などを観察することが診断に役立つからです．家族にも一緒にいてもらった方がよいでしょう．家族は本人に気を遣って，「外に出ていましょうか」などと言われることもありますが，一般に**どのような課題が不得意なのか家族に理解してもらう**ためにも，一緒に見てもらった方が良いようです．本当に直前のことをころりと忘れてしまうこと，これが病気の症状であることを理解してもらいます．質問されても後ろを振り向いて家族に聞いて答えさせようとするなどの認知症特有の行動が現れることがあります．また，自分ができないことにも無関心であるなどの所見が明らかになることもあります．家族にとっては検査を見ることで「こういう課題ができないのか」とわかり，本人の症状を理解する機会となります．患者さんが答えられないときに「急に聞かれたから」，「さっきまで覚えてたんですけど」，などと言い訳するいわゆる取り繕いの反応がみられるのも認知症特有の答え方であり，診断に役立つ情報です．一方で，"I don't know answer" と言われるような，すぐに「わからない」と答えて自分の能力低下を訴えるような態度は**うつ病による仮性認知症**を疑わせる所見です．

4 検査への導入

　一通り評価が終わり，認知症が明らかとなれば，「やはり，さっきのことを忘れてしまう，という症状はあるようですね．脳の検査も受けた方がい

いでしょうね」と画像検査に導入します．同時に体の検査をすることについても同意を得ます．

家族からの情報がもう少し欲しい場合には「ご家族から，お家での生活のことについてもう少し伺いたいのですが，ご本人の前では話しにくいような失敗の話もあるかもしれませんので，しばらく待合室でお待ちいただけますか」と患者さんに告げて，待合室で待ってもらい，家族からの話を聞きます．**長くなると患者さんが不安になる場合がある**ので，初回は家族との話が長くなりすぎないように気をつける必要があります．BPSDで困っている場合などはこのときに語られることが多いです．

5 既往歴

問診票で一通りのチェックはしますが，認知症様状態を呈するような問題がないかどうかを確認します．例えばうつ状態，脳血管障害，硬膜下血腫，正常圧水頭症，てんかん，アルコール依存症などの可能性がないかどうかを考えながら聞きます．また，既往疾患に関連して服用している薬も確認します．

6 家族歴

遺伝性の認知症は稀ですが，もし家族に認知症があれば，家族性のアルツハイマー病や前頭側頭型認知症，ハンチントン病，クロイツフェルト・ヤコブ病などを考えながら聞きます．遺伝性の疾患の多くは初老期発症です．

7 生活歴

アルコールの影響を考えるために**飲酒歴**は重要です．飲酒に関連して**ビタミン欠乏**の可能性に関しても評価します．現在服用している薬物も認知機能に影響する可能性があります．

また，学歴や職歴は必ず聞く必要があります．**認知症の定義はもともとの能力から明らかに低下していることですが，もともとの能力は推定するしかありません**．そのための情報として学歴や職歴は重要です．それをもとにその人の人生における到達レベルはどの程度かを考えます．例えば，有名大学を出て現職の弁護士をしている人であれば，少しの認知機能の問題でも病的と考える必要があるでしょう．たとえスクリーニングテストでは満点をとっても，職場の人や家族がおかしいと気づいていれば，それが当たっていることがほとんどです．逆に何かの事情で学校にあまり行っておらず，仕事に就いたことがない人であれば少々の問題があっても，もともとの能力なのかもしれないと考える必要があります．軽度精神遅滞や境界知能の患者さんを認知症と誤って診断することはときどきみられます．このような場合は，記銘力はあまり悪くないが計算や数字の逆唱ができないなどの特徴があります．

8 重度の認知症の患者さんとの面接

　施設などの保護的環境にいる患者さんの場合，かなり認知症が重度になってからはじめての受診となることがあります．重度の認知症の患者さんにおいては診察という状況を理解していないことが多いので，診察する医師は白衣をきちんと着用すると，患者さんには辛うじて診察を受けていることが理解され，協力が得られることが多いです．それでも協力が得られないことが多いので，「ご協力お願いしますよ」という態度で接することが必要です．いくらか協力が得られたら，「ありがとうございます」と**感謝の言葉をかける**ことでその後の診察がスムーズに進むことが多くなります．また，重度の認知症の人は直前のことをすぐに忘れますので，**頻回にこのような言葉掛けをくり返す**ことが必要です．状況が全く理解できていなくても，「ありがとう」と言われて不機嫌な人はあまりいません．何かよくわからなくても少しにっこりしてくれることが多いものです．それでも機嫌が悪ければ，よほどの精神病状態や言葉もわからない重度の認知症状態などが考えられます．

9 診断を絞ったうえでの追加質問

　アルツハイマー型認知症が疑われる場合は，記銘力低下に特徴づけられる記憶障害の確認とともに視空間機能障害の有無を確認します．例えば迷子になることがないか，銀行でATMをうまく使うことができているか，電気製品がうまく使えているかなどを確認します．スクリーニングテストとして，図形模写や手指の構成（第3章-3）スクリーニングテストを参照）を行うことによりこの症状は確認できます．

　BPSDとして，物盗られ妄想がないか，易怒性がないかなども確認します．

　血管性認知症が疑われる場合は，過去に脳血管障害らしい病歴がないか，不整脈などがないかどうか確認し，頭部MRIかCT検査に導入します．

　レビー小体型認知症が疑われる場合は，幻視や人物誤認はないか，寝言や寝ぼけた行動はないか，転倒，失神はないかなどを確認します．視空間障害が著明なことが多いのでスクリーニングテストで確認します．

　前頭側頭型認知症が疑われる場合は，脱抑制症状（起こった感情のままに行動し，抑えがきかない），共感の欠如，常同行動，食行動の変化などについて確認します．前頭側頭型認知症のサブタイプである意味性認知症を示す語義失語や相貌失認の症状があるかどうかを確認します．

10 治療への導入

　医療面接により認知症の有無，原因診断の目安がつけば，多くの患者さんは画像検査などの精査に導入することになります．当日に検査が終わらない場合は別の日にまた会うことになりますので，次回の約束をして診察を終わります．診断がついた場合も多くは治療のため次回もお会いすることになるので，今後も患者さんの味方として治療に協力することを約束して診察を終わります．

　これらの**初診時の診察は最低30分，できれば60分**かけて行いたいものです．それだけの時間的余裕をもって診察に臨んでください．

> **Point**
> - 初診時の医療面接では，なるべく患者さん中心に話をし，患者さんとの関係をつくることに主眼をおく．家族からの情報は問診票も利用して得るようにする
> - 症状とその経過に関する情報を集め，まずは認知症であるかどうかを診断する
> - 続いてその原因疾患の診断のためにどのような検査が必要であるかを判断する

第3章 認知症診断の実際

3) スクリーニングテスト

尾籠晃司

1 スクリーニングテストの有用性

　スクリーニングテストは，認知症があるかどうかを判定する際の参考になる検査ですが，このでき具合である程度認知症の程度を推測することもできます．認知症の専門家であれば，テストなしでも認知症の程度の評価はできるかもしれませんが，専門家でなければ，テストをやっておいた方がいいでしょう．特に**他の医療機関に紹介する場合や書類を書く必要がある場合などには，ぜひやっておくべき**であると言えます．例えば一般臨床医から「ちょっと認知症がありそうなので診てください」と私に紹介があって診察してみると，実は長谷川式認知症スケール（HDS-R）8点の重度認知症であったというようなことはしばしばあります．介護保険の主治医意見書においても，同様に認知症を軽く見積もってしまうような間違いを起こさないためには，HDS-Rを行ってその点数を書いておけば，そう間違いはないとも言えます．また，ある程度認知症の患者さんの経験があれば，HDS-Rの点数を聞けばおおよその患者さんの状態が予測でき，対応や必要なサービスなどが準備できるようになるものです．このようにスクリーニングテストの結果は医療者の間の共通言語としての役割もあり，ぜひやっておきたいものです．実際，スクリーニングテストをせずに面接のみからの情報で認知症の評価をするのは難しく，かえって時間もかかります．何とか早くスクリーニングテストに導入した方がうまく症状評価ができ，診察時間も節約できると言えます．

　スクリーニングテストとして何を用いるべきかは，**長谷川式認知症スケール**（Hasegawa's Dementia Scale-Revised：HDS-R）または**MMSE**（Mini-Mental State Examination）が一般的に用いられており，これらを用いる

のがよいでしょう．これらのテストに加え，症例に応じて**時計描画検査**，**立方体模写**，**手指構成**（逆キツネ，ハト）などを付け加えることで，ほとんどの症例に関しては診断に必要な評価ができると言えます．

ここでは一番よく用いられている長谷川式認知症スケール（HDS-R）について詳しく説明し，その他の主な心理検査についても紹介します．

2 長谷川式認知症スケール（HDS-R）（表1）

1）概要と施行する際の注意点

長谷川式認知症スケール（HDS-R）は，1974年に長谷川和夫によって作成された簡易知能検査に起源を発します．その後，内容の再検討がなされ，1991年に「長谷川式簡易知能評価スケール改訂版」[1]が作成され，今日まで用いられています．認知症という用語への変更の機会に現在の名称に変更されていますが，英語名と略称はそのままです．この検査には患者さんが書いたり，手を使って行う課題が含まれていないので，上肢の麻痺がある患者さんにも行うことができます．しかし，**失語症，難聴などがある場合は検査が困難**となります．日本においてはMMSEと並んでよく用いられています．施行に要する時間は5〜15分です．

文献にはこの検査でのカットオフポイントは21/20と記載されていますが，この意味を取り違えないように注意が必要です．これは20点と21点の間で分けたら，認知症とそうでない人の弁別力が最も高かったとの意味です．ときどきこれを「21以上あれば認知症ではない」と理解する人がいますが，それは大きな誤りです．原著の論文[1]のデータでは，21点の人は認知症が40％程度であり，そうでない人がやや多かったという程度です．このように，**21点は全く安心できる点数ではない**ことを知っておく必要があります．実際，初診の軽度の認知症の患者さんでHDS-Rの点数は25点以上というのは全くめずらしいことではありません．

いずれのテストでもそうですが，**結果はもともとのその患者さんのレベルを考慮して判定する必要があります**．もともとの能力が高い患者さんの場合は，満点に近い結果が出ても明らかな認知症の場合もあります．

表1 ● 長谷川式認知症スケール（HDS-R）

No.	質問内容		配点	記入
1.	お歳はいくつですか？（2年までの誤差は正解）		0　1	
2.	今日は何年の何月何日ですか？ 何曜日ですか？ （年月日，曜日が正解でそれぞれ1点ずつ）	年	0　1	
		月	0　1	
		日	0　1	
		曜日	0　1	
3.	私たちが今いるところはどこですか？ （自発的に出れば2点，5秒おいて，家ですか？ 病院ですか？ 施設ですか？ の中から正しい選択をすれば1点）		0　1　2	
4.	これから言う3つの言葉を言ってみてください．あとでまた聞きますのでよく覚えておいてください． （以下の系列のいずれか1つで，採用した系列に○印をつけておく） 1：a) 桜　b) 猫　c) 電車 2：a) 梅　b) 犬　c) 自動車		0　1 0　1 0　1	
5.	100から7を順番に引いてください． （100－7は？　それからまた7を引くと？　と質問する．最初の答えが不正解の場合，打ち切る）	(93)	0　1	
		(86)	0　1	
6.	私がこれから言う数字を逆から言ってください． （6－8－2，3－5－2－9を逆に言ってもらう，3桁逆唱に失敗したら打ち切る）	2-8-6	0　1	
		9-2-5-3	0　1	
7.	先ほど覚えてもらった言葉をもう一度言ってみてください． （自発的に回答があれば各2点，もし回答がない場合，以下のヒントを与え正解であれば1点） a) 植物　b) 動物　c) 乗り物		a：0　1　2 b：0　1　2 c：0　1　2	
8.	これから5つの品物を見せます．それを隠しますので何があったか言ってください． （時計，鍵，タバコ，ペン，硬貨など必ず相互に無関係なもの）		0　1　2 3　4　5	
9.	知っている野菜の名前をできるだけ多く言ってください． 答えた野菜の名前を右欄に記入する． 途中で詰まり，約10秒間待っても答えない場合にはそこで打ち切る． 0～5＝0点，6＝1点，7＝2点，8＝3点，9＝4点，10＝5点		0　1　2 3　4　5	
			合計得点：	

文献1より引用

　　　　以下に，一般的な施行における注意点や筆者が行っている工夫について解説します．

- **(設問1）年齢**

    2年までの誤差は正答とします．年齢は毎年変わるもので意外と難しい課題です．認知症の方はやや少ない年齢を答えることが多いです．

- **(設問2）日時の見当識**

    特に日，曜日は毎日変わるものなので難しい課題です．日については，1日でも間違った場合は誤答です．まず日付から聞くなど，各項目の順番を変えて聞いてもよいことになっています．

- **(設問3）場所の見当識**

    今日来ている場所がどこなのかが本質的にとらえられていれば正答で，病院名が言えなくてもよいことになっています．答えられない場合に与える3つの選択肢は用紙の通りでなくてもかまいません．

- **(設問4）3つの言葉の記銘**

    3単語の直後再生は即時記憶であり，よほど認知症が重度にならない限りできる課題です．認知症が進行して合計点3点以下になった状態の人はこれだけができることが多いです．

- **(設問5）計算問題**

    計算はもともとの知的能力が低いとできないことがあります．**計算だけができない場合は，認知症よりもともとできない場合を考えて学歴などを聞きなおす**必要があります．2回目の計算（93-7）は「それからまた7を引くと？」と聞き，「93引く7は？」と言ってはならないことになっています．2回目の計算は非認知症でもかなりの人が間違えます．

- **(設問6）数字の逆唱**

    設問の意味がわかりにくい人もいますので，「1-2-3を逆から言うと，3-2-1ですよね」というように例をあげて説明するようにします．単なる記憶ではなく，記憶とともに脳で作業する必要がある課題なので，もともとの知的能力によっては難しいことがあります．4桁の数唱は非認知症でもかなりの人が間違えます．逆唱も，それだけができない場合は認知症よりもともとできない場合を考える必要があります．

- **(設問7）3つの言葉の遅延再生**

    3単語の遅延再生は最も難しい課題です．これが満点であった場合，認

知症の可能性は低くなります．使用する言葉は2系統ありますが，どちらか一方のみ使っていると，覚えてしまう患者さんがいますので，**必ず両方均等に使うようにしましょう**．特にすでに受診歴のある患者さんの場合，覚えている可能性を考えて検査をする必要があります．実際，筆者は「梅，犬，自動車」を使っているのに「桜，猫，電車」と答える患者さんを経験します．過去に何度も検査をやって覚えてしまっているわけです．このような場合に対する対応は後述します．**答えられない場合のヒントは1つずつ与える**ようにするという決まりがあります．

- （設問8）5つの物品記銘

  この検査は，原法では5物品の名前を検査者が言ってから，答えさせるものですが，実際の臨床では患者さんに名前を言わせて，隠して答えさせることも行われています．原法でも，患者さんに名前を言わせることを禁じてはいません．後者の方法の利点は，物品呼称に問題があるかどうか知ることができることです．**記憶などが悪くないのに物の名前が答えられない場合は，意味性認知症などが疑われます．**

- （設問9）言葉の流ちょう性（野菜の名前）

  同じ野菜を何度言ってもそれを指摘する必要はありませんが，採点の時には1つとして採点します．

2）HDS-Rを応用してさらに詳しく，または簡略に認知機能を調べる工夫

- 設問7を用いて

  3単語の遅延再生ができる場合，さらにより高い記憶力があるかどうか調べるためには，その日の診察の最後（多くは30分後くらい）にもう一度3単語を思い出してもらうことをやってみるとよいです．**軽度の記憶障害の場合，検査中の数分間は記憶していることができても，数十分後には忘れる**場合がありますので，この課題でわかります．答えられなければヒントを与え，それでもできなければ「桜か梅かどちらでした？」という形で再認ができるかどうかもみると，どの程度の記憶ができているのかどうかの参考になります．

3単語を覚えてしまっている可能性がある人には，原法には背きますが2系統をごちゃ混ぜにして「桜，犬，自動車」で検査する，あるいは新たに「椿，馬，自転車」などの言葉を作って行う必要もあります．

● 設問8を用いて

5つの物品記銘は，認知症が非常に進行した場合は，テストでは正答がなく0点になりますが，その場合でもこの**物品を見せて名前が言えるかどうか**，使い方がわかるかどうか見ることで，同じ0点でもさらに進行したかどうかを推測することができます．例えば前回は3物品の名前を言うことができたが，今回は1つも言えなかったならば，認知症は進行したと言えるでしょう．

● 検査の短縮

どうしても時間がなく検査項目を省略したい場合は，**設問2，4，5，6，7をこの順番で行う**ことが勧められます．これは比較的難しい設問を集めたものであり，これが全部できれば，認知症の可能性は低いと言えます．例えばうつ病で治療中であるが，認知症も疑われる場合などに行うことは有用です．浦上は設問4，2，7の順で行い，それに立方体模写を加えたスクリーニング検査を提唱しており，これも有用と考えられますのでコラム（物忘れスクリーニング検査）にて紹介します．

● 重症度について

HDS-Rは認知症の重症度を分類するためのテストではありませんが，原著論文にも各重症度別の平均得点が示されており，当然重症になるほど得点は下がります．昨今の患者さんについておおざっぱに当てはめると，20点台は軽度，10点台は中等度，9点以下は重度の認知症と考えてよいと思います．

COLUMN

物忘れスクリーニング検査

本書の編者である浦上らによって開発された検査です．即時記憶，時間見当識，遅延再生，視空間認知（立方体模写）の4つの課題から構成され，合計15点満点です．12点以下は認知症の可能性があるとされます．短時間で行うことができ

るため，かかりつけ医においても施行しやすい有用な検査と思われます．立方体の模写の課題は「この図形と同じものを，ここに書き写して下さい」と教示し，採点は「立方体を正しく描ける」が2点，「正確ではないが，一部描ける」が1点，「全く描けない」が0点とします．

物忘れスクリーニング検査

これから言う3つの言葉を言ってみてください あとでまた聞きますからよく覚えておいてください (以下の系列のいずれか1つで，採用した系列に○印をつけておく) 1： a) 桜　b) 猫　c) 電車 2： a) 梅　b) 犬　c) 自動車		0　1 0　1 0　1
今日は何年の何月何日ですか 何曜日ですか (年月日，曜日が正解でそれぞれ1点ずつ)	年 月 日 曜日	0　1 0　1 0　1 0　1
先ほど覚えてもらった言葉をもう一度言ってみてください (自発的に回答があれば各2点，もし回答がない場合は以下のヒントを与えて正解であれば1点) a) 植物　b) 動物　c) 乗り物		a：0　1　2 b：0　1　2 c：0　1　2

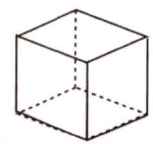

文献6より引用

3 MMSE（表2）

　MMSEは，1975年にFolsteinら[2]により作成されたテストで，世界中で一般的に用いられています．日本語版はいくつか違ったものが作成されていますが，最も一般的に用いられているものを**表2**に示します．

　一般にカットオフ値は23/24とされますが，この意味に関してはHDS-Rと同様に24点以上でも決して安心できないと考える必要があります．学歴の高い人，ハイレベルな仕事をしている人では，満点でも認知症のことが

表2 ● Mini-Mental State Examination（MMSE）

	質問内容	回答	得点
1. 5点	今年は何年ですか	年	
	今の季節は何ですか		
	今日は何曜日ですか	曜日	
	今日は何月ですか	月	
	今日は何日ですか	日	
2. 5点	ここは，何県ですか	県	
	ここは，何市ですか	市	
	ここは，何病院ですか	病院	
	ここは，何階ですか	階	
	ここは，何地方ですか（例：関東地方）		
3. 3点	物品名を3個（相互に無関係） 検者は物の名前を1秒間に1個ずつ言う その後，被検者に繰り返させる 正答1個につき1点を与える…3個すべて言うまで繰り返す （6回まで） 何回繰り返したかを記せ＿＿回		
4. 5点	100から順に7を引く（5回まで） あるいは「フジノヤマ」を逆唱させる		
5. 3点	3で提示した物品名を再度復唱させる		
6. 2点	（時計を見せながら）これは何ですか （鉛筆を見せながら）これは何ですか		
7. 1点	次の文章を繰り返す 「みんなで　力を合わせて　綱を　引きます」		
8. 3点	（3段の命令） 「右手にこの紙を持ってください」 「それを半分に折りたたんでください」 「机の上に置いてください」		
9. 1点	（次の文章を読んで，その指示に従ってください） 「目を閉じなさい」		
10. 1点	（何か文章を書いてください）		
11. 1点	（次の図形を書いてください）		
		得点合計	

あります．

　　HDS-RとMMSEは見当識，計算，遅延再生などで共通する項目もあるため，この両者をまとめた用紙を作って，両方同時に行うことを我々の施

設では行っています．また，前回の成績との比較が容易になるよう，結果記入欄を２つ設けた用紙を**表3**に示しますので参考にしてください．

4 時計描画検査（Clock Drawing Test：CDT）

　臨床でよく用いられ，有用といわれている検査ですが，施行法や採点法がいろいろあり，統一されていないのが問題点です．文字盤の数字を書いてもらい，10時10分を示す針を書いてもらう方法が一般的です．パッと見た印象で異常がわかる検査ですので，厳密に採点することをめざすよりも，**大まかに正常かどうかを見る**という気持ちで行ってよいと思います．アルツハイマー型やレビー小体型認知症の初期において，言葉による検査では異常はないのに，この検査ではじめて異常に気づかれる場合があります．認知症が進めばこの課題はできなくなることですが，認知症の初期であるにもかかわらずこの課題ができない人がいるので，**初期のスクリーニングテストとして有用**なのです．また，うつ病の患者さんにおいては異常を認めることは少ないことから，**うつ病との鑑別にも有用**なテストです．不正解の例を**図1**に示します．いずれも言語疎通に問題のない患者さんですが，この検査が診断に有用と考えられた症例です．

5 立方体模写（図2）

　立方体の図を見せながら，模写してもらうものです．この課題は頭頂葉の機能を反映する課題です．MMSEで用いられる五角形の２つ重なった図形の模写はできても，この立方体模写はできない場合があるので，追加して行う価値があります．透視図の透視した部分に点線を使う場合と実線のままにする場合とありますが，大きな差はないと思われます．このテストも**初期のスクリーニングテストとして有用**です．不正解の例を**図3**に示します．

表3 ● HDS-RとMMSEをまとめた質問用紙

			HDS-R 年 /	HDS-R 年 /	MMSE 年 /	MMSE 年 /
1	年齢はいくつですか（2年までの誤差は正解）		0 1	0 1		
2	今年は何年ですか	年	0 1	0 1	0 1	0 1
	今の季節は何ですか				0 1	0 1
	今日は何月ですか	月	0 1	0 1	0 1	0 1
	今日は何日ですか	日	0 1	0 1	0 1	0 1
	今日は何曜日ですか	曜日	0 1	0 1	0 1	0 1
3	ここはどこですか（公民館ですか？ 家，施設，病院など）HDS-R → 自発で2点，5秒おいて家ですか？病院ですか？施設ですか？の後で正解なら1点，不可0点 MMSE → 自発のみで1点		0 1 2	0 1 2	0 1	0 1
	ここは何県ですか	県			0 1	0 1
	ここは何市ですか	市			0 1	0 1
	ここは（日本全国の中で）何地方ですか（関東地方など）	地方			0 1	0 1
	この部屋は建物の何階ですか	階			0 1	0 1
4	これから言う3つの言葉を言ってみてください．後で聞きますのでよく覚えておいてください 1）①桜 ②猫 ③電車 2）①梅 ②犬 ③自動車（採用した系列に○をつける）		0 1 0 1 0 1	0 1 0 1 0 1	0 1 2 3	0 1 2 3
5	100から7を引くといくつですか．100−7は？そこからまた引くと？と聞く．93, 86（HDS-Rはここまで）79, 72, 65（MMSEはここまで）		0 1 2	0 1 2	0 1 2 3 4 5	0 1 2 3 4 5
6	これから言う数字を逆から言ってください（6-8-2, 3-5-2-9）		0 1 0 1	0 1 0 1		
7	（設問4の再唱） 先ほど覚えてもらった言葉をもう一度言ってみてください．自発的になければヒント ①植物 ②動物 ③乗り物		0 1 2 0 1 2 0 1 2	0 1 2 0 1 2 0 1 2	0 1 2 3	0 1 2 3
8	（5つの物品テスト）これから5つの物品を見せます．それを隠しますので何があったか言ってください．各1点ずつ（このときはじめの2つの物品の名前が言えるかを，MMSEの得点にする）		0 1 2 3 4 5	0 1 2 3 4 5	0 1 2	0 1 2
9	文章反復「みんなで力をあわせて綱を引きます」（1回のみで評価）				0 1	0 1
10	3段階の命令「右手にこの紙を持ってください」「それを半分に折りたたんでください」「机の上に置いてください」（各段階ごとに1点）				0 1 2 3	0 1 2 3
11	知っている野菜の名前 0〜5=0点 6=1点 7=2点 8=3点 9=4点 10=5点		0 1 2 3 4 5	0 1 2 3 4 5		
12	（次の文章を読んで，その指示に従ってください）「目を閉じなさい」				0 1	0 1
13	文章を書いてください（自発的で意味のあるものなら1点）				0 1	0 1
14	下記の図形を描いてください（図は表2参照）				0 1	0 1
計						

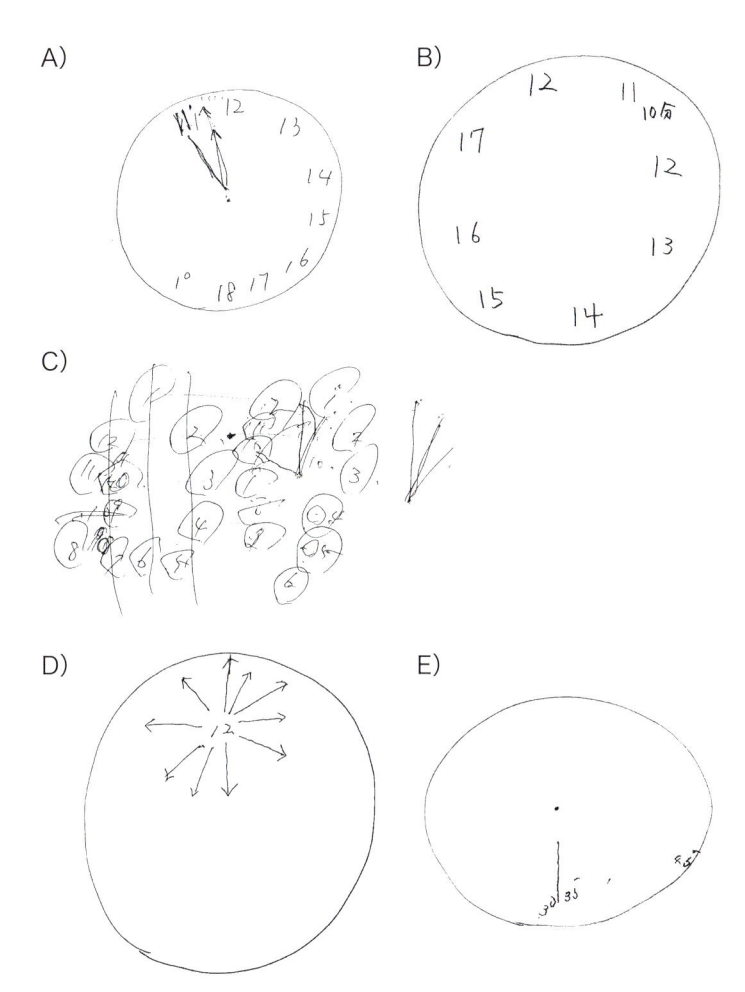

図1 ● 時計描画検査における異常所見の例

A, B, C, Dはアルツハイマー型認知症, Eはレビー小体型認知症

6 手指構成（逆キツネ，ハト）

　視空間操作の検査法として手指構成の課題をしてもらうことは有用です．両手で影絵のキツネの形を作り，片手を180度回転させて両手のキツネの耳の先同士をくっつけるものを，"逆キツネ"と呼びます．「私の手をよく見て同じ形を作ってください」と言い，模倣で行います．**「キツネの形を作ってください」とは決して言いません．**そうすると視空間障害があって

3）スクリーニングテスト

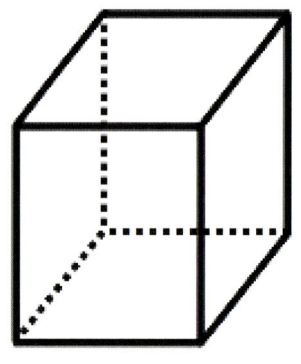

図2●立方体模写の見本例

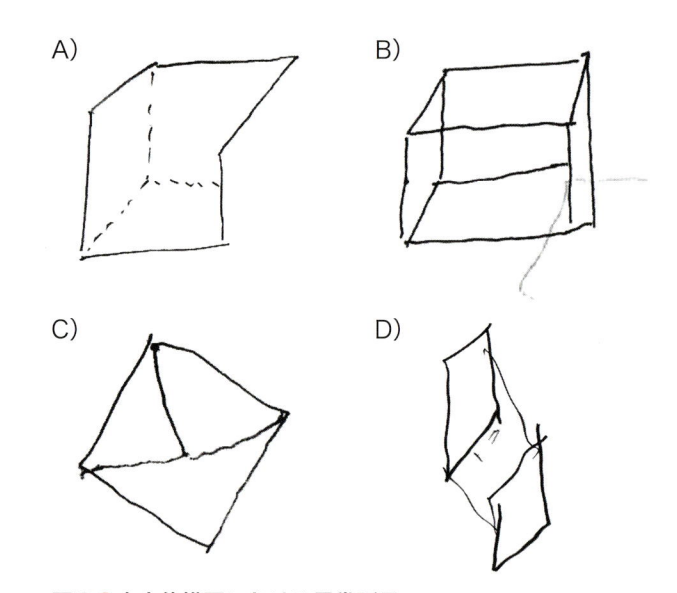

図3●立方体模写における異常所見
　　A, Bはアルツハイマー型認知症, C, Dはレビー小体型認知症

　もできる場合があるからです．同様に影絵のハトの形を作ってもらう課題もよく用いられます．アルツハイマー型やレビー小体型認知症では，頭頂葉領域に関連した視空間操作の障害が早期から出現し，これらの課題ができなくなることが多いので診断的価値があります．

4，**5**，**6**に説明したような視空間操作の障害，構成障害を調べる課題ができなくなれば，自動車の運転も危ういことが予想されます．「この絵がうまく書けないようであれば，車の操作にも支障をきたすので，運転をするのは心配ですね」というような形で患者さんに説明し，患者さんの運転を控えさせる説得材料に用いることもできます．うまく書けていないという証拠がありますので，説得力はあります．

　以上，**2**〜**6**までのスクリーニングテストは，**できれば主治医が行い，検査中の態度や間違いのパターンなどを観察**した方がよいでしょう．これも診断上重要な情報であるからです．例えば，取り繕い行動，振り返り行動，立ち去り行動，"don't know answer"，無関心，保続など，診断上重要な所見が得られるからです．

7 その他の評価尺度

　以下にはより専門的な評価尺度を紹介しますが，これらは詳しく内容を知らなくても，結果の読み方，解釈ができればよいと思われます．

1）WAIS-Ⅲ：Wechsler Adult Intelligence Scale-Ⅲ（ウェクスラー成人知能検査）

　包括的な知能検査として最も一般的な検査です．知能指数IQの平均は100ですが，100あれば認知症ではないというものではなく，その人のもともとの能力と比較して判定します．下位項目の内容も重要です．例えば言語性IQが130，動作性IQが100で総IQが115であったとしたら，もともとIQが130あった人の動作性知能に問題が起きていると考えるべきです．認知症の場合，多くは動作性の知能が低下します．

2）WMS-R：Wecheler Memory Scale-Reviced（ウェクスラー記憶検査）

　包括的な記憶検査で，結果は知能指数のように平均を100とした指標で示されます．下位項目別の成績のパターンをみることが重要です．アルツ

ハイマー型認知症の場合，遅延再生，視覚性記憶の低下が特徴的です．この検査の中の論理的記憶の課題のみを取り出して用いることもよく行われます．

3）ADAS-J cog：Alzheimer's Disease Assessment Scale 日本語版

アルツハイマー型認知症の進行を評価する質問式検査です．見当識，記憶，言語機能，行為・構成能力について詳しく調べます．点数は 0〜70 点で表示され，悪化するにしたがって高い点数になります．

4）WCST：Wisconsin Card Sorting Test

ウィスコンシン・カード・ソーティング・テスト（WCST）では，4つの形（三角，星，十字，丸）のシンボルの1つが，赤，緑，黄，青のいずれかの色で，1〜4個印刷されたカードを分類します．分類の基準は教えられず，最初はあてずっぽうで分類するしかありません．また，6つ連続して正答すると分類法が変わるので，この情況の変化に臨機応変に対応しながら柔軟に行動する能力をみます．簡略化した慶應バージョン（KWCST）が日本では一般的に用いられ，このパソコン版が脳卒中データバンクのホームページで無料入手できます．CA（達成カテゴリー数），PEN（保続による誤り），DMS（セットの維持困難）等を評価の指標とします．前頭側頭型認知症では成績不良で保続の数が多くなります．

5）FAB：Frontal Assessment Battery [3]

前頭葉機能のスクリーニングテストです．類似問題，語の想起，運動系列，葛藤の支持，Go/No-Go，把握行動の6種類からなります．18点満点で一般的には8歳以上で満点がとれるとされています．前頭側頭型認知症では成績が不良となります．

6）CDR：Clinical Dementia Rating [4]（表4）

観察式の認知症の重症度評価尺度として国際的によく用いられるもので

表4 ● Clinical Dementia Rating (CDR)

	健康 (CDR 0)	認知症の疑い (CDR 0.5)	軽度認知症 (CDR 1)	中等度認知症 (CDR 2)	重度認知症 (CDR 3)
記憶	記憶障害なし 時に若干のもの忘れ	一貫した軽いもの忘れ 出来事を部分的に思い出す 良性の健忘	中等度記憶障害,とくに最近の出来事に対するもの 日常活動に支障	重度記憶障害 高度に学習した記憶は保持,新しいものはすぐに忘れる	重度記憶障害 断片的記憶のみ残存
見当識	見当識障害なし	同左	時間に対しての障害あり,検査では場所,人物の失見当なし,しかし時に地理的失見当あり	常時,時間の失見当 時に場所の失見当	人物への見識のみ
判断力と問題解決	適度な判断力,問題解決	問題解決能力の障害が疑われる	複雑な問題解決に関する中等度の障害 社会的判断力は保持	重度の問題解決能力の障害 社会的判断力の障害	判断不能 問題解決不能
社会適応	仕事,買い物,ビジネス,金銭の取り扱い,ボランティアや社会的グループで,普通の自立した機能	左記の活動の軽度の障害もしくはその疑い	左記の活動のいくつかにかかわっていても,自立した機能が果たせない	家庭外(一般社会)では独立した機能は果たせない	同左
家庭状況および趣味・関心	家での生活趣味,知的関心が保持されている	同左,もしくは若干の障害	軽度の家庭生活の障害 複雑な家事は障害 高度の趣味・関心の喪失	単純な家事のみ 限定された関心	家庭内不適応
介護状況	セルフケア完全	同左	ときどき激励が必要	着衣,衛生管理など身の回りのことに介助が必要	日常生活に十分な介護を要する しばしば失禁

文献4より引用

す.健康がCDR=0,認知症の疑いがCDR=0.5,軽度認知症がCDR=1,中等度認知症CDR=2,重度認知症CDR=3と分類されます.

7）FAST：Functinal Assessment Staging

観察式の重症度評価法で，認知症のなかでもアルツハイマー型認知症の重症度を判定することを目的として作られています．

8）NPI：Neuropsychiatric Inventory[5]

BPSDの評価尺度です．妄想，幻覚，興奮，うつ，不安，多幸，無感情，脱抑制，易刺激性，異常行動の10項目につき，それぞれの頻度を1〜4の4段階で，重症度を1〜3の3段階で評価します．点数が高いほど頻度，重症度が大きいことを示します．

> **Point**
> - 認知症のスクリーニングテストとしては，長谷川式認知症スケール（HDS-R）またはMMSE（Mini-Mental State Examination）に加え，症例に応じて時計描画検査，立方体模写，手指構成（逆キツネ，ハト）などを付け加えることで，ほとんどの症例に関しては診断に必要な評価ができると言える
> - より専門的な診断のために包括的な詳しい検査を行う必要がある場合もあるが，いずれの検査を行うにしても，患者さんのもとの能力を推定し，それと比較して今の状態を評価することが重要である

文献・参考文献

1) 加藤伸司，長谷川和夫，ほか：改訂長谷川式簡易知能評価スケール（HDS-R）の作成．老年精神医学雑誌，2：1339-1347，1991
2) Folstein, M. F., Folstein, S. E., McHugh, P. R. : "Mini-mental state" : A practical method for grading the cognitive state of patients for the clinician. J Psychiat Res, 12 : 189, 1975
3) Dubois, B., et al. : The FAB : A Frontal assessment battery at bedside. Neurology, 55 : 1621-1626, 2000
4) Hughes, C. P., Berg, L., Danziger, W. L., et al. : A new clinical scale for the staging of dementia. The British Journal of Psychiatry, 140 : 566-572, 1982
5) Cummings, J. L., Mega, M., Gray, K., et al. : The neuropsychiatric inventory : comprehensive assessment of psychopathology in dementia. Neurology, 44 : 2308-2314, 1994
6) 浦上克哉：痴呆症の治療意義と適切なケアについて―主治医意見書のポイントを含めて―．Jpn J Cancer Chemother, 30（Suppl. I）：49-53, 2003

4）神経学的診察

北村　伸

　認知症を呈する疾患の鑑別に神経学的診察は必要です．神経内科医は，所見をとることに慣れていますが，専門でない医師は難しく時間がかかるものと思っています．ここでは，神経所見をとることが専門でない医師でも簡単に短時間でできる神経学的診察のとり方と所見の意味について述べます．

1 顔貌と表情

　診察室に入ってきたときや診察中に顔貌と表情を観察します．顔貌をみただけでわかる認知症を呈する病気があります．**まばたきが少なく，表情に乏しく，仮面のような顔つき**はパーキンソン病の特徴です．多系統萎縮症，レビー小体型認知症，進行性核上性麻痺，大脳皮質基底核変性症などでも認められることがあります．

　前頭部の髪が薄く，まぶたが下がり，顔の輪郭が手斧のような顔貌は，筋強直性ジストロフィーの特徴です．側頭筋と咬筋の萎縮により手斧のような輪郭になります．

　話しかけられただけで，感情の変化がなくても笑い顔や泣き顔になってしまう人がいます．強制笑い，強制泣きで，血管性認知症や認知症を伴う筋萎縮性硬化症でみられることがあります．

2 目の症状

　眼球の動きを観察します．患者と向かい合い，「頭を動かさないで目だけで指を追ってください」と言い，検者の指を上下左右に動かして眼球の動

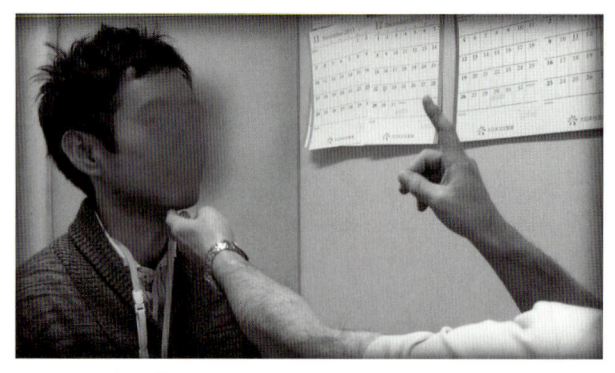

図1 ● 眼球運動のみかた

きを観察します（**図1**）．指は眼前の50 cmくらいの所におきます．眼球運動に関係のある部位に病巣がある脳血管障害では眼球運動に障害が認められることがあり，進行性核上性麻痺では垂直性眼球運動障害を認めます．

瞳孔は，**左右差と形**を観察します．歳をとると瞳孔は小さくなります．神経梅毒では，**瞳孔が小さく，不整形，対光反射消失，調節反射が保たれている**というArgyll Robertson瞳孔が認められることがあります．

3 口腔内と舌の観察

口を開けてもらい，舌を観察します．**舌の萎縮**は，認知症を伴う運動神経疾患，脳血管障害でみられます（**図2**）．そして，口を開けたまま，アーと声を出してもらって，軟口蓋と咽頭後壁の動きを観察します．脳血管障害，運動神経疾患などでは**動きが十分でない**ことが認められます．このようなときは，鼻声，構音障害，嚥下障害，などが認められます．

4 運動麻痺

血管性認知症，硬膜下血腫などでは，上下肢の運動麻痺が認められることがあります．麻痺は，見ただけでわかることもありますが，軽い場合はわからないこともあります．軽い麻痺を見つける簡単な方法を紹介します．

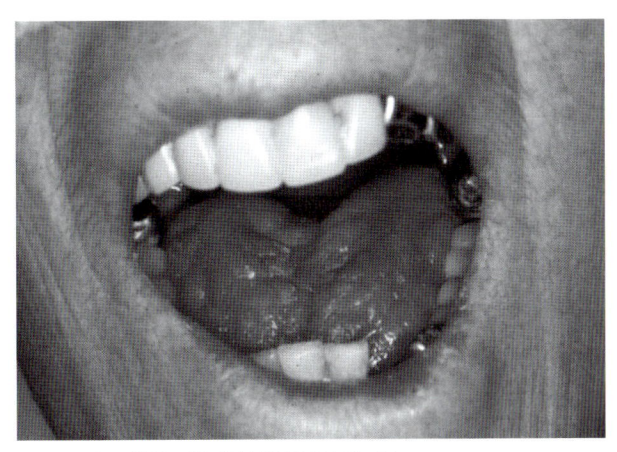

図2● 舌の萎縮(筋萎縮性側索硬化症)

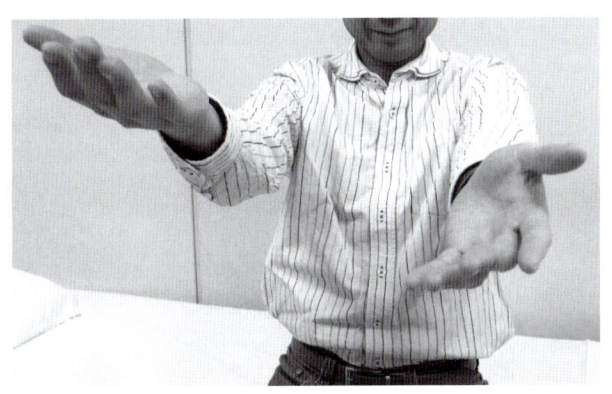

図3● 上肢のバレー徴候
左上肢に軽度の麻痺があるので,左上肢は内転して下垂している

　手のひらを上にして,両側上肢を水平に挙上してもらい,閉眼してその位置を保ってもらいます.麻痺があれば,麻痺側の手は回内して下がってきます(**図3**).これを上肢の**バレー徴候**と言います.下肢のバレー徴候は,腹臥位で両側の膝を45度ぐらい屈曲してもらい,その位置を保ってもらいます(**図4**).麻痺側ではゆっくりと下肢が下がってきます.**Mingazzini試験**は,背臥位で両側の股関節と膝関節を90度屈曲した位置を保ってもらいます(**図5**).麻痺側では,大腿と下腿が下がってきます.

4)神経学的診察

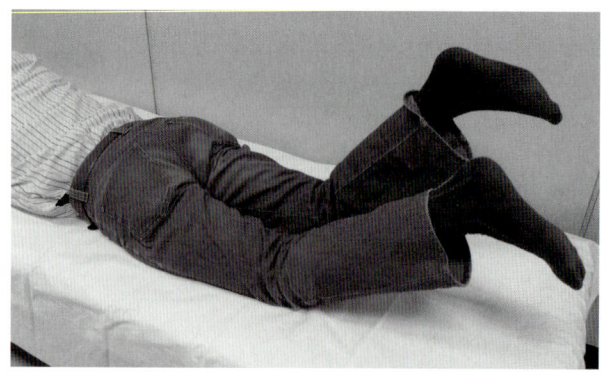

図4● 下肢のバレー徴候
左下肢は少し下がっており，麻痺のあることがわかる

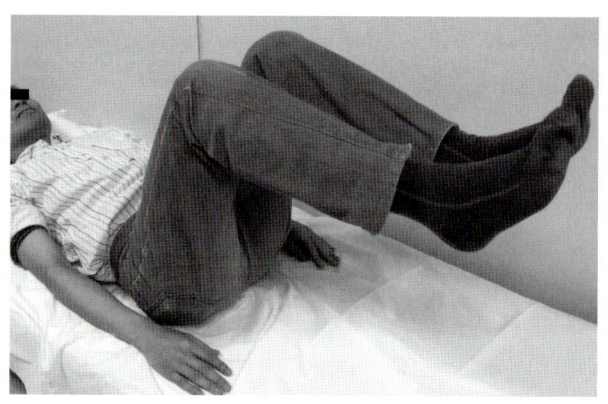

図5● Mingazzini試験
麻痺があれば麻痺側は下がってくる

5 腱反射

　　ハンマーがあれば，上腕二頭筋反射，上腕三頭筋反射，橈骨反射，膝蓋腱反射，アキレス腱反射などをみます．ハンマーにはいろいろな形のものがありますが（図6），先がある程度重くなければいけません．長さも短すぎると十分な力を与えて叩くことができません．叩く筋は十分に弛緩させておくことが必要です．主な反射のみかたを図7〜11に示しました．反

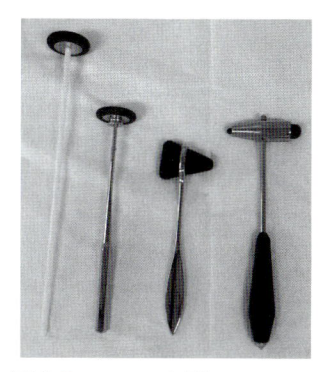

図6 いろいろな形のハンマー

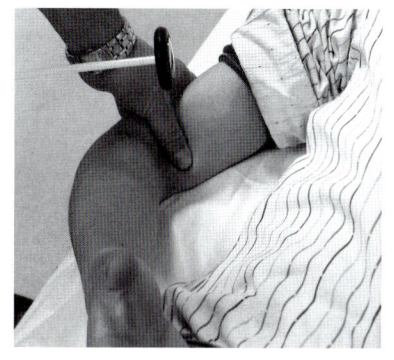

図7 上腕二頭筋反射
上腕二頭筋を弛緩させた位置で，母指を二頭筋腱上において母指上を叩く

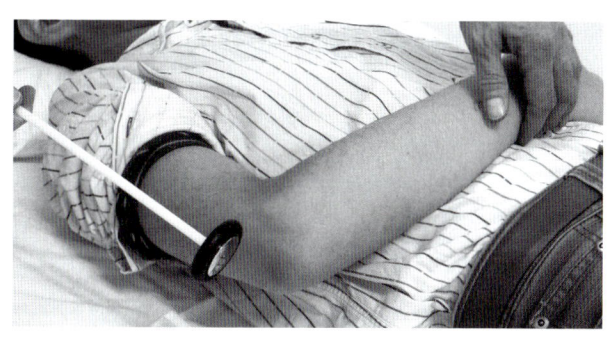

図8 上腕三頭筋反射
検者は前腕を軽くつかみ，肘を屈曲し，肘頭のすぐ上の三頭筋腱を叩く

射をみるときには，**左右を比較する**ことが大切です．正常な人でも亢進していることがあります．脳血管障害などで錐体路が障害されていると，障害側の腱反射は亢進して左右差が認められます．

6 病的反射

足底の外側縁をかかとから指先に向かってこすり（**図12**），母指が背屈すると**バビンスキー反射**陽性と判定します．正常では母指が足底に屈曲し

4）神経学的診察

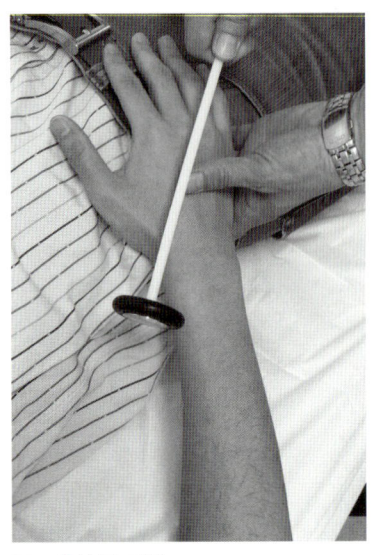

図9●橈骨反射
橈骨の下3分の1の所を叩く

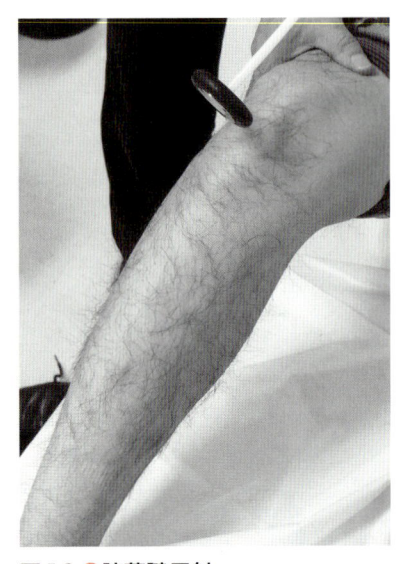

図10●膝蓋腱反射
仰臥位で，両膝を130度ぐらい屈曲させ，膝蓋の下で四頭筋腱を叩く．いすに座っているときは，足底が床に触れていないか軽く床に着いている状態で叩く

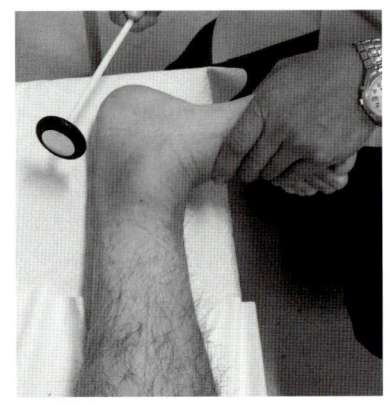

図11●アキレス腱反射
検者の手で患者の足を背屈してアキレス腱を叩く

ます．バビンスキー反射陽性は錐体路障害のあることを示しています．
　前頭葉の障害があると吸引反射や強制把握が認められます．**吸引反射**は，口を軽く開いてもらい唇をこすると口をとがらせます（**図13**）．**強制把握**は手に触れたものを握って放そうとしない現象です．唇の上中央を軽くた

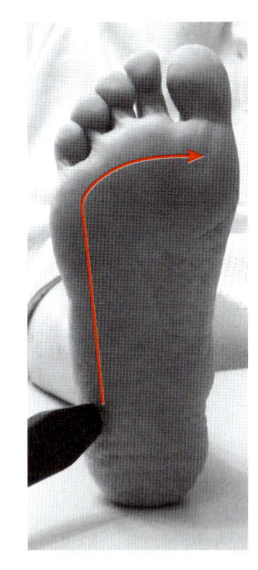

図12●バビンスキー反射
ハンマーの尖ったところで，外側縁を下から上に向かって矢印のようにこする

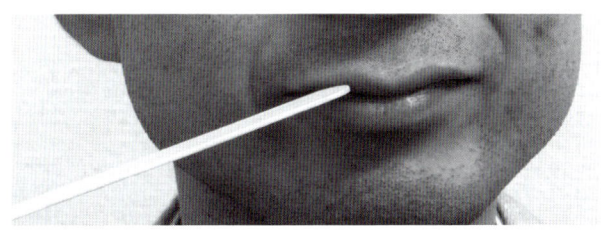

図13●吸引反射
舌圧子で上口唇を上から口角に向かって軽くこする

たくと口をとがらせるのが，**口とがらし反射**です．両側の錐体路障害のあることを示しています．

7 筋緊張

　認知症性疾患には筋緊張の異常を呈するものが多くあります．アルツハイマー型認知症では筋緊張は正常で，筋強剛は認められないのが普通ですが，高度のアルツハイマー型認知症になると筋強剛を認めることがあります．進行性核上性麻痺，大脳皮質基底核変性症，多系統萎縮症，そして

frontotemporal dementia and parkinsonism linked to chromosome 17（FTDP-17）などのパーキンソニズムを呈する疾患やレビー小体型認知症では筋強剛が認められます．痙性は脳梗塞や脳出血などの脳血管障害による認知症で認められることが多いですが，ビンスワンガー型認知症※では強剛を認め，パーキンソニズムが認められます．

※ビンスワンガー型認知症：血管性認知症の１つ．白質病巣と皮質下の小梗塞巣がある．高血圧，認知症，パーキンソニズムなどを呈することが多い．

1）筋緊張の診かた

休止時の筋緊張状態を観察するには，**筋を十分に弛緩させた状態で行う**のがよく，通常は臥床させてリラックスした状態で実施します．肘関節，手関節，膝関節，足関節を他動的に屈伸させて，検者の手に感じる抵抗から評価します．たとえば肘関節では，一方の手で上腕を固定し，肘を屈曲伸展させて観察します．

2）痙性

運動麻痺を呈する錐体路障害では，選択的に屈筋群か伸筋群のどちらかに筋緊張の亢進があり，これを痙性といいます．**上肢では屈筋群に，下肢では伸筋群**にみられます．例えば肘関節では，屈曲させるときには抵抗はありませんが，伸展させるときに抵抗を認めます．膝関節では，屈曲させるときには抵抗がありますが，伸展させるときには抵抗はありません．

3）強剛

関節を屈曲させるときも伸展させるときも同じように抵抗を感じるのが強剛です．鉛の管を曲げるように一様の抵抗を感じることを鉛管現象と呼び，カクカクとした歯車様の抵抗を感じるのを歯車現象と呼びます．

4）固化徴候

診察室で座位のまま検査するときには，手関節で観察をします（図14）．検者の一方の手で前腕を固定し，他方の手で手関節を屈曲伸展させます．

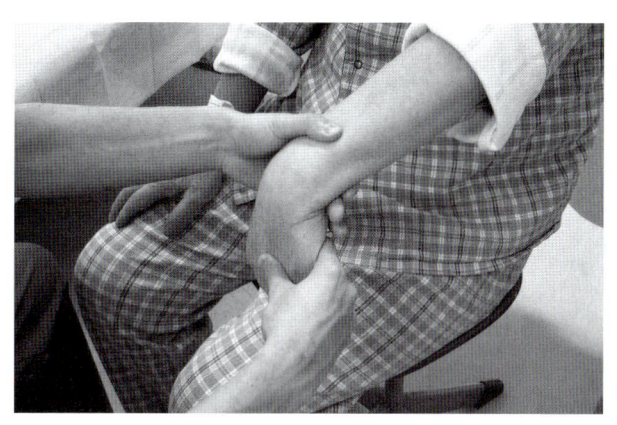

図14 手首の強剛のみかた

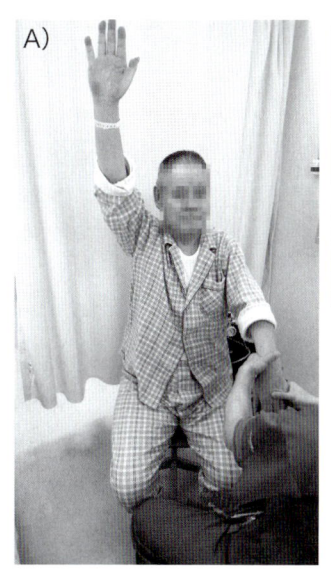

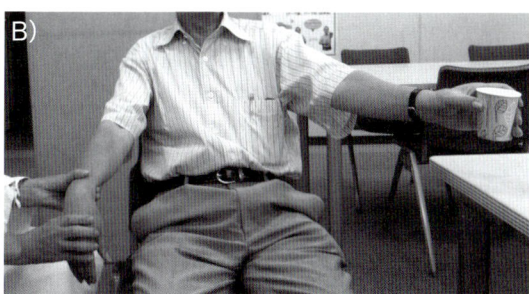

図15 軽度な強剛を検出する方法
Aは、患者に右上肢を挙上してもらいながら手首の強剛を観察している。Bは、患者の左手で机の上のコップをつかんでもらうときに手首の強剛を観察している

正常では抵抗がありませんが，強剛のあるときはカクカクとした（歯車様）抵抗を感じます．**強剛が軽度のときには，被検者に他方の上肢を挙上してもらうと手関節にカクカクとした抵抗が誘発されます**（**図15A**）．これが手首の固化徴候です．上肢を挙上する動作の代わりに机の上にあるコップなどをつかんでもらってもよいでしょう（**図15B**）．何か動作を行うとき

には筋緊張が高まるので，軽い強剛を検出するときに有用な方法です．

8 不随意運動

　認知症性疾患には振戦や舞踏病運動などの不随意運動を伴うものがあります．診察中に観察することでわかります．

1）振戦

　上肢，下肢，そして頭部などにみられる振動運動です．診察室に入って，いすに座るまでの間や診察での会話中に観察することでわかります．振戦は休止時に出現する振戦（**安静時振戦**），運動時に生じる振戦（**運動時振戦**），そしてある姿勢をとったときに出現する**姿勢時振戦**に分けることができます．

●**安静時振戦**

　安静時振戦は，いすに座った状態で力を抜いて両手を膝の上に置いてもらい観察をします．このとき，手で膝をつかまないように手掌を上にして置いてもらい，会話をしながら観察します．下肢にあるときは，足で床をたたくようなふるえが認められます．安静時振戦はレビー小体型認知症やパーキンソニズムを伴う認知症で認められます．

●**姿勢時振戦**

　姿勢時振戦は，上肢を前方に上げてもらい手指を開いた状態で観察をします．パーキンソン病でもみられることがありますが，本態性振戦であることが多いです．

●**運動時振戦**

　運動時振戦は，何か動作をしているときに出現するものです．例えば指鼻試験を行っている間に観察をします．指鼻試験は，被検者に前方に向けて腕を伸ばしてもらい，示指で自分の鼻の頭に触れるように指示をします（図16）．開眼で行っても閉眼で行ってもよいです．検査中に指の振戦について観察をします．正常では，振戦はなく指は鼻の頭にずれることなく円滑に触れることができます．**指が鼻の頭に到達する直前に振戦が出現する**

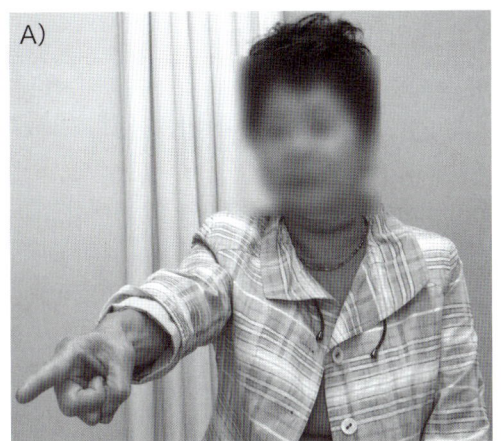

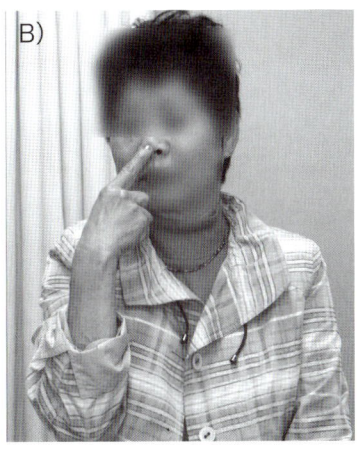

図16●指鼻試験

ことがあります．企図振戦といい小脳機能障害の特徴の1つです．小脳運動失調があると動作が円滑でなく，指は鼻の頭を行き過ぎて少しずれた場所に触れた後に目的の場所に到達します．運動時振戦は，多発性硬化症，脊髄小脳変性症などの小脳性疾患で認められます．

2）Asterixis

上肢を伸展位で前方に挙上し，水平にその位置を保ってもらうように指示すると，腕が上下に揺れてしまう振戦や，手を前方に伸ばして手関節を背屈位にすると手が上下に動き，羽ばたいているような振戦がみられます．Wilson病，肝性脳症，尿毒症，フェニトインやバルビタールの副作用などで出現します．

3）舞踏病運動

派手な動きのときは，突然に四肢を目的もなく動かし，踊っているようにみえる不随意運動です．観察していることでわかります．**軽度のときは，顔をしかめたり，手で物をつかむときに滑らかに手が届かずおかしな手つきをしている**ようにみえることもあります．診察のときに**舌を出してもらうと，舌が出たり引っ込んだりしている**のが観察されます．認知症性疾患

ではハンチントン病でこの舞踏病運動が認められます．視床の血管障害で認められることもあります．

4）ミオクローヌス

突然に起こる筋肉の短時間の不随意収縮です．不規則な動きで，筋肉の一部に起きたり，筋肉全体であったりします．観察していると筋肉の一部のピクッとした動きや体の一部をピクッとさせるような運動として認められます．認知症性疾患では，プリオン病，ヘルペス脳炎などで認められることがよく知られていますが，アルツハイマー型認知症でも出現することがあります．

9 姿勢と歩行

診察時の姿勢，歩行の様子（上肢の揺れ，かかとから足を床に着けているか，スタンスの幅，一歩の大きさ，リズムなど）を観察します．

1）片麻痺型歩行（円弧歩行）

麻痺側の下肢で円弧を描くような歩行です．麻痺側の足が下垂していれば，つま先は床に触れたままで歩きます．この歩行がみられるときは，麻痺のあることが示唆され，脳血管障害の既往が考えられます．血管性認知症で認められることがあります．

2）パーキンソン病歩行

膝を少し屈曲して前傾姿勢で足をあまり上げず小刻みに歩きます（**図17**）．立っているときや歩行中に**体が左右どちらかに傾いている**ことがあります（**図18**）．歩行に伴う上肢の揺れはないか少なく，方向転換は滑らかにできず，いっそう小刻みになったり，転倒しそうになったりします．歩行開始時には最初の一歩が出にくいことがあり，すくんでしまうこともあります．

この歩行は，レビー小体型認知症や進行性核上性麻痺などのパーキンソ

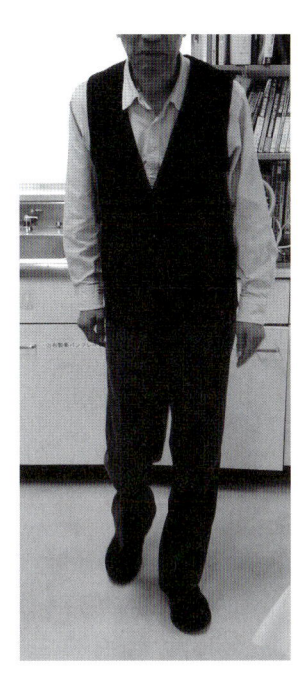

図17 ●パーキンソン病患者の歩行
小歩で体を前傾して歩いている

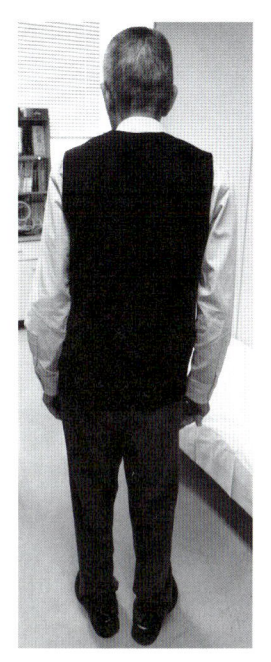

図18 ●パーキンソン病患者の立位
体を右側に傾けている

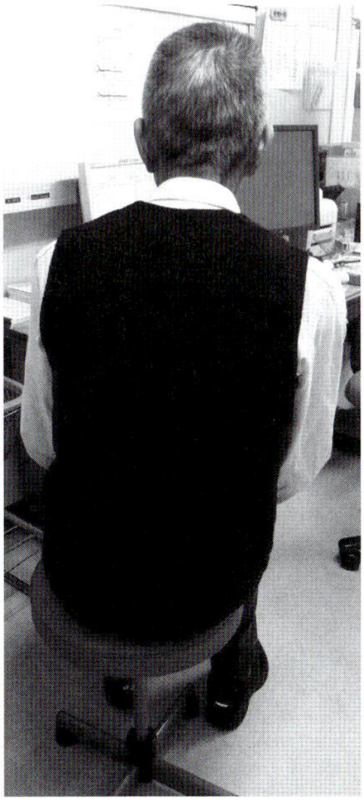

図19 ●パーキンソン病患者の座位
体が右に傾いている

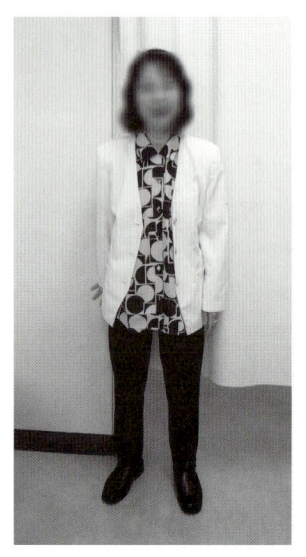

図20● 小脳失調のある人の立位
不安定なので,足を広げて立ち,右手を壁に付けている

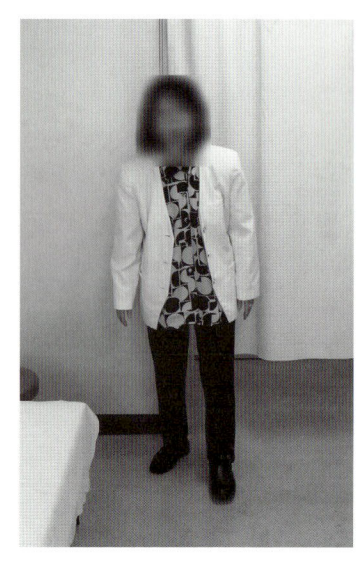

図21● 失調歩行
足を広げた不安定な歩行

ニズムを伴う認知症性疾患で認められます.このような疾患では,いすの中央からずれたところに腰掛けたり,椅子に座っていると体が左右どちらかに傾いてくることもみられます（図19）.

3）失調歩行

　ふらふらした不安定な歩行です.**両足を広く開いて歩き,転倒しやすくみえます**（図20, 21）.つぎ足歩行はできないか下手です.脊髄小脳変性症,多系統萎縮症など小脳機能が障害されている疾患や正常圧水頭症などで認められます.遭遇することが少なくなった疾患ですが,脊髄癆では深部感覚障害により**下肢を高く上げて足をぱたんぱたんと投げ出す**ような不安定な歩行がみられます.

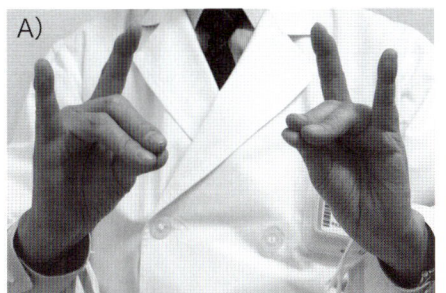

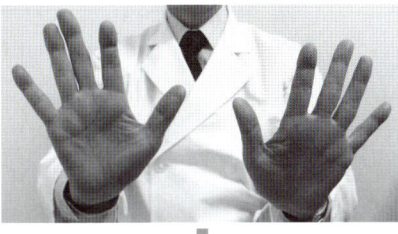

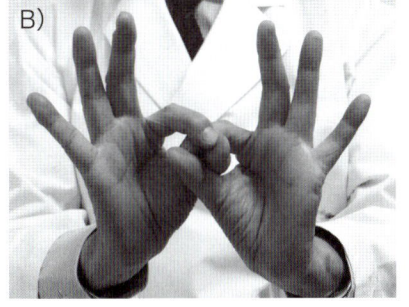

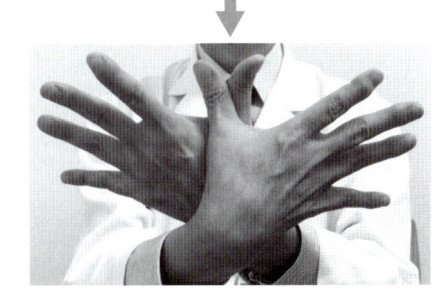

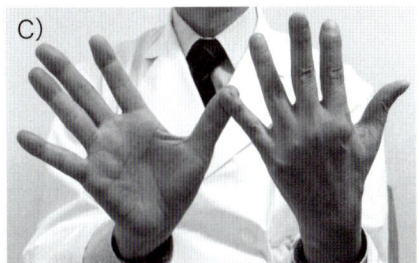

図22●構成機能の診察
それぞれ，検者の示した指の形をまねてもらう．Dでは，最初に上段の形を示し，下段の形に変える

10 構成障害

　　構成障害は，立方体や2つの五角形が重なったものを模写してもらうことでもわかりますが，紙や鉛筆を使用しなくてもみることができます．**図22**のような指の形をまねしてもらいます．ここでは4種類の形を示しましたが，このどれかをいくつか選んで実施します．正常な人では同じ指の形を作れますが，構成障害があるとできないことがあります．脳梗塞で優位

半球頭頂葉に病巣があると構成機能が障害されて指の形をまねできませんが、アルツハイマー型認知症でも構成障害により指の形をまねすることがうまくできないこともあります．

> **Point**
> - 神経学的診察で，姿勢，眼球運動障害，運動麻痺，歩行の異常，筋緊張，不随意運動などを捉える
> - アルツハイマー型認知症では，神経学的診察で異常はない
> - 血管性認知症では運動麻痺や構音障害など血管障害の病巣に応じた所見がある
> - レビー小体型認知症ではパーキンソン病でみられる所見が認められる

第3章 認知症診断の実際

5）精神医学的診察
うつ状態，BPSD 等の評価

西　良知，石川智久，池田　学

1 うつ病，抑うつ状態との鑑別[1]

　うつ病はすべての年代でみられる，非常に頻度の高い精神疾患です．私たちの人生において2割くらいの人が，一度は何らかの支援を必要とするうつ状態になるという研究結果もあります．また初老期から老年期にかけては，うつ病が特に多くみられる年代です．一般的にうつ病は，感情の病といわれるように気分の落ち込みが目立ちますが，老年期のうつ病の場合では，悲哀感などの気分の障害は比較的少なく，夜間不眠，全身倦怠感，食欲不振などの身体の不調を訴えることが目立ちます．また睡眠障害などにより注意力や集中力が低下することで，もの忘れを気にする人もいます．日常生活でのもの忘れという点では，老年期のうつ病の症状は認知症の初期症状によく似ているので，うつ病患者さんがアルツハイマー型認知症と誤診されたまま，長期間認知症の治療を受け続けていることもあります．

　認知症とうつ病との鑑別においては，**もの忘れに対する自覚がみられるかどうか**がポイントになります（表1）．うつ病患者さんは，「もの忘れでミスが多くなり，周りに大変迷惑をかけていますので，仕事をやめようと思います」などと，周囲が感じるよりも大げさに自らのもの忘れを訴えることがよくあります．病識が乏しくなり，自らもの忘れを訴えることが少ない認知症とは大きな違いがあります．

　また，うつ病は周期的にくり返す傾向があるため，過去に**抑うつ状態や躁状態の既往**がみられることも多いです．病院での治療歴はなくても，「気分が落ち込んで，しばらく会社を休んでしまった」というようなエピソードがみられます．さらに，うつ病によるもの忘れの場合は比較的最近始まっていることが多く，**抑うつ状態が改善するとともにもの忘れも改善**するこ

表1 ● 認知症とうつ病との違い

認知症		うつ病
記憶や知的能力の低下	初期症状	抑うつ状態
症状を軽く言ったり否認したりする	症状の訴え方	記憶力低下や身体の不調をくり返し訴える
持続的に低下 日常生活にしばしば介助を必要とする	知的能力	訴えるほどの知的能力の低下はない 自分で身辺整理が可能
ほとんどなし	抑うつ状態の既往	しばしばあり
昼夜逆転	睡眠障害	入眠障害・中途覚醒・早朝覚醒
脳萎縮がしばしばみられる	頭部CT所見	特に異常がみられない

とが多いことも，認知症でみられる進行性のもの忘れとは異なる点です．認知症とうつ病の鑑別が難しい場合でも，半年間ほど経過観察していると，認知症であればもの忘れが悪化していきます．

初期の認知症では，抑うつ状態が合併することがしばしばみられるため，単純にうつ病と認知症のどちらかであると診断できないような難しいケースもありますが，まずうつ病の治療を行い，精神面が安定してから認知症に対する診断を改めて実施し，治療を開始することもあります．

2 せん妄との鑑別

せん妄とは，**注意散漫や幻覚，興奮，不安などが急に起こり，これらの症状が出現したり消失したりをくり返す**もので，軽い意識レベルの低下（意識障害）によって起こります．例えば，肺炎で入院中の高齢者が，日中はウトウトしていて，夜中に突然興奮して点滴を自分ではずし，「急がないと仕事に遅れる」と外出しようとしたりする場合が，せん妄状態といえます．翌朝，本人に夜中の出来事を尋ねても覚えていないことがほとんどです．このような周囲の状況にそぐわない行動やさまざまな精神症状，記憶障害などがみられるため，認知症との鑑別が必要なケースもよくあります．

高齢者では環境の変化，昼夜逆転傾向，血液中の電解質異常，肺炎，薬剤（**表2**）などによって，せん妄が起こりやすくなっています．病院に入院したり，グループホームに入所するなど，環境が変わっただけでも出現

表2● せん妄の原因となりうる薬剤

神経系作用薬	抗パーキンソン薬，抗コリン薬 抗不安薬（精神安定剤・睡眠薬），抗うつ薬　など
循環器用薬	ジギタリス，β遮断薬， 利尿薬，排尿障害治療薬　など
消化器用薬	H_2受容体拮抗薬　など
ホルモン剤	ステロイド　など

しますが，せん妄の原因として昼夜逆転傾向が考えられる場合には，デイサービスを利用して，日中は明るいデイルームでときどき声かけをするなどの環境調整を行い，**昼夜の生活リズムを適正化**することが重要となります．

また基礎疾患がある場合には，まず基礎疾患の治療を優先します．身体に何らかの疾患を抱えた高齢者では，手術をして麻酔から覚めた後など，せん妄は特に起こりやすいといえます．抗不安薬，抗うつ薬，利尿薬などの薬が原因のせん妄では，指示通りに薬が飲めていなかったり，同じ作用のある薬が複数の医療機関から処方されていたりすることが多いので，**服薬状況や飲んでいる薬の内容をチェック**することが重要となります[2]．

せん妄は，認知症ではなくてもさまざまな原因によって起こりますが，脳梗塞や，脳にアルツハイマー病変などを抱えた患者さんは，脳が健常の高齢者に比べて外部の環境や体内の急激な変化に対応しにくくなっています．せん妄はこのような脳に脆弱性のある認知症には特に合併しやすいため，慎重に診断する必要があります．

認知症患者さんが，特に夕方から夜間にかけての不安や興奮，徘徊や不穏（落ち着きがなくなること）が目立つようになるいわゆる夕暮れ症候群についても，せん妄が関連している場合が多いと考えられます．

3 薬剤性の認知機能障害やせん妄

診療においては，薬によって認知症のような症状が起こり得るということを常に気をつけておく必要があります．また，そのままにしていると本

当に認知症になってしまうこともあります．

　せん妄のリスクが高いものとしては，精神科，神経内科でよく使われる薬のなかで，パーキンソン病に対する治療薬などがあげられます．特に高齢者は，必要量以上に服薬するとせん妄が引き起こされることがよくあります．また，抗不安薬や睡眠薬はせん妄状態のみならず，ふらつきにより転倒してしまうリスクも高い薬です．他には，抗不整脈薬や利尿薬などの循環器系薬，ステロイドなどのホルモン剤，消化器用薬剤の一部などでは，せん妄のリスクに注意が必要です．

　では，薬剤性の認知機能障害やせん妄を防ぐためには何に気を付ければいいでしょうか．

　医療者と患者さんや家族とのコミュニケーションがとれ，薬の内容を十分確認した後，指示通りにきちんと薬が飲めているならば，せん妄は起こりにくいといえます．しかし複数の医療機関から似たような薬が処方されて，それを知らずに飲んでいる場合には，せん妄が起こりやすくなります．

　そこで，**患者さんが受診したときにまず行うのは，今までどんな治療を受け，どんな薬を飲んでいるか十分調べること**です．高齢者は多くの病院や，複数の診療科にかかっていることがよくあるので，担当の医師が互いに処方内容を知らないのはとても危険なことです．また，普段から**患者さんが必ず紹介状をもって医療機関を受診するようにする**ことを心がけ，各職種からも指導をしていくことが大切であるといえます．

4 周辺症状：BPSD

　BPSD（behavioral and psychological symptoms of dementia）とは，「認知症に伴い出現する行動症状や心理症状」（認知症患者にしばしば出現する知覚や思考内容，気分あるいは行動の障害[3]）のことを指し，行動症状として**暴力**，**徘徊**などが，心理症状として**幻覚**，**妄想**，**不安**，**抑うつ**などが主な症状としてあげられます．以前は記憶障害などの「中核症状」に対して「周辺症状」と呼ばれていたものに相当しますが，認知症患者さんのQOLや介護者の負担については，周辺症状による影響の方が大きいこと

もしばしばある[4]ため，BPSDという呼称が一般的になっています．またBPSDは以前「問題行動」とも呼ばれていましたが，「問題」とは介護者側の立場からのものであり，患者さんは問題を起こそうとして行動しているわけではなく，「問題」という表現も相応しくないと考えられるようになりました．

5 BPSDの評価，対応についての考え方

　BPSDは多様であり，1人が複数のBPSDを有していることも多く，専門医であっても症状を見逃すことがあります．例えば意欲低下は，廃用症候群や昼夜逆転を引き起こすため臨床的には重要ですが，介護への支障とはなりにくいことから，介護者が積極的に医師に相談することは稀で，しばしば見逃されています．

　どのようなBPSDが現れているのかを正確に把握することは，認知症の原因疾患を正しく診断するうえでも，治療方針を決定するうえでも重要なことですが，BPSDが現れるのは大抵自宅や介護施設であり，診察室で現れることはそう多くありません．そこでBPSDを客観的に評価することを目的とした評価尺度が開発され，その中でも国際的に最も広く用いられている（1994年にCummingsらにより開発された）**Neuropsychiatric Inventory Caregiver Distress Scale（NPI-D）**[5]のような評価尺度を用いることが推奨されます．NPI-Dでは，あらかじめ用意された質問を介護者に実施し，妄想，幻覚，興奮，うつ，不安，多幸，無為，脱抑制，易刺激性，異常行動といった計10種類のBPSDの頻度，重症度とともに，それぞれの症状による介護者の負担感を評価します．適切な評価のためには患者さんの行動や精神状態の詳細な観察が大切となりますが，NPI-Dを利用することにより，多様なBPSDをもれなく聴取でき，どの症状が介護者にとって負担となっているかを明らかにし，優先して対処する必要のある症状を知る助けになります．

> **Point**
> - 認知症に対して適切に対応していくうえでは，うつ病・抑うつ状態や，せん妄などとの鑑別や，BPSDに対する適切な評価に基づき，必要な治療や介入を行っていくことが重要である
> - BPSDの評価については，Neuropsychiatric Inventory Caregiver Distress Scale（NPI-D）などの構造化された評価尺度を用いることが推奨される

文献・参考文献

1) 池田 学：老年期うつ病-認知症との関連を中心に.「現代うつ病の臨床」（神庭重信，黒木俊秀 編），創元社，pp.245-256，2009
2) Hasegawa, N., Hashimoto, M., Yuuki, S., et al. : Prevalence of delirium among outpatients with dementia. Int Psychogeriatr, 25 : 1877-1883, 2013
3) Finkel, S. I., Costa e Silva, J., Cohen, G., et al. : Behavioral and psychological signs and symptoms of dementia : a consensus statement on current knowledge and implications for research and treatment. Int Psychogeriatr, 8（Suppl. 3）: 497-500, 1996
4) Burgio, L. : Interventions for the behavioral complications of Alzheimer's disease : Behavioral approaches. Int Psychogeriatr, 8（Suppl 1）: 45-52, 1996
5) Kaufer, D. I., Cummings, J. L., Christine, D., et al. : Assessing the impact of neuropsychiatric symptoms in Alzheimer's disease : the Neuropsychiatric Inventory Caregiver Distress Scale. J Am Geriatr Soc, 46 : 210-215, 1998

第3章 認知症診断の実際

6）画像診断

尾籠晃司，高野浩一，桑原康雄

1 画像検査の役割と使い方

　画像検査は認知症の原因診断には不可欠なものといえますが，絶対的なものではありません．画像検査が診断に大変有用な症例もありますが，画像検査はあくまで補助検査であり，診断は総合的に行うべきことを認識しておく必要があります．

　例えば認知症で最も頻度の高いアルツハイマー型認知症を診断する際に，画像検査を行う目的は，脳血管障害などの他の器質的な病変の有無を評価すること，また，慢性硬膜下血腫や正常圧水頭症などの治療可能な疾患を除外することにあります．この除外診断のためにCTやMRIの画像検査は不可欠といえます．アルツハイマー型認知症の診断においては他の疾患を除外することが重要であり，積極的にアルツハイマー型認知症を示唆する所見がどの症例にも見つかるわけではありません．脳血流SPECTやMRIにおいてアルツハイマー型認知症に特徴的な画像所見というのは報告されており，それらの所見があれば積極的にアルツハイマー型認知症を支持することになります．しかし，そのような典型的な症例は多くなく，**あまり所見が出ない症例も多いのです**．画像で特徴的所見がないからといってアルツハイマー型認知症を否定することはできず，やはり診断は症状，経過を含めて判断するしかありません．アルツハイマー型認知症の確定診断は剖検によってしか行うことはできないため，臨床診断はこのようにいろいろな情報から総合的に行います．

　このことを前提に，各疾患における典型的な画像所見について述べたいと思います．

2 画像検査の種類と特徴

　認知症の診断のために行う脳の画像検査には，大きく分けて**形態画像**と**機能画像**の検査があります．形態画像検査にはCTとMRIがあります．CTはMRIより普及しており，検査の費用もMRIに比べ安価ですが，認知症の診断という観点からみると役割は限定的です．これに対してMRIはCTに比べ脳組織の成分を区別する能力が高く，灰白質，白質，脳脊髄液を明瞭に分けることができます．また，脳萎縮や血管性病変に関してもCTより精度よく診断できるため，認知症の診断に有用です．

　機能画像検査には，脳血流SPECT，FDG-PET，アミロイドPET，ドパミントランスポータSPECT，MIBG心筋シンチグラフィなどがあります．FDG-PETは脳血流SPECTよりも診断能が優れていますが，認知症の診断に関して保険適用がありませんので，主に脳血流SPECTが使われています．アミロイドPETはアルツハイマー型認知症の診断において有力な武器になることがわかってきています．まだ，研究用のみの使用の段階ですが，アルツハイマー型認知症の重要な病理所見であるβアミロイドの沈着を描出することができます．また，パーキンソン関連疾患のドパミントランスポータSPECTは最近，国内でも薬事承認され，MIBG心筋シンチグラフィと同様にレビー小体型認知症の診断に有用性が認められ，保険適用されています．

COLUMN

mild cerebral atrophy（軽度脳萎縮）と書いてある放射線科レポートの意味について

　高齢者にCTやMRIの画像検査を行った場合，mild cerebral atrophy（軽度脳萎縮）の所見が記載されていることがよくあります．脳の萎縮は神経細胞の脱落や変性の指標になるため重要な所見の1つですが，個人差が大きく，加齢による生理的変化としてもみられます．認知症により脳の萎縮をきたすことがありますが，軽度脳萎縮のほとんどは心配する必要がないものです．すなわち，高齢者において軽度脳萎縮という所見だけで病的とはいえないのです．一方，脳萎縮が

なければアルツハイマー型認知症などの認知症ではない，ということもいえません．初期の認知症においては萎縮が明らかではないことが多いからです．

近年のコンピュータを使った画像解析技術の進歩により，医師の視覚ではなく，脳の萎縮を客観的に評価する方法が広まっています．現時点では薬事承認を受けていないため，あくまで研究用として普及していますが，認知症の診断に有用であることがわかっています．この詳細は本文で説明します（**3** 画像統計解析ソフトウェアを参照）．

認知症の診断のための画像検査をオーダーする場合，放射線科医に十分な臨床情報を提供し，見てもらいたいポイントを知らせることが大切です．そして，できれば検査後にカンファレンス等を開いて診断について議論をするなど日頃から放射線科医とのコミュニケーションを心がけることが重要です．

画像検査の利用に対する姿勢としては，症状，経過から考えられる診断に矛盾しない画像であるかどうかを確認する，という態度が良いと思われます．診断がわからないので画像に頼ろうと思って検査をしても，なかなか解決しないことが多いです．

3 画像統計解析ソフトウェア

画像統計解析とは全脳をボクセル（voxel）といわれる小さな画素（立方体または直方体）の集まりと考え，画素ごとに統計処理を行い，脳のどの場所に異常があるかコンピュータを使って調べる技術です．肉眼による画像の視覚評価では，カラースケールや濃度などの表示条件によって診断結果が影響されることや，同じ画像でも診断医によって結果が異なる可能性があります．この欠点を補い，できるだけ客観的な結果を得るために利用するのが画像統計解析です．また，脳の内側部は視覚評価が難しい部位があるため，この部位の診断能が向上することも大きな利点です．

この方法では，被験者の脳を解剖学的標準化と呼ばれる手法であらかじめ準備された標準脳（template）に合わせ，同じ形と大きさに変形します．技術の進歩により精度が高くなっていますが，脳萎縮や病変が大きな場合は正確に変形することができずに誤った結果を表示することがあります．

解析結果を利用する場合にはこのことを充分理解しておくことが必要です．決して，結果のみを鵜のみにすることはしてはいけません．

　脳領域における画像解析の基本ソフトのうち国内でよく用いられているのは，**SPM**（statistical parametric mapping, http://www.fil.ion.ucl.ac.uk/spm/）と**NEUROSTAT**（http://www.rad.washington.edu/research/Research/groups/nbl/neurostat-3d-ssp）です．

　前者は**VSRAD**（voxel-based specific regional analysis system for Alzheimer's disease）と**eZIS**（easy Z-score imaging system）に組み込まれ，後者はその一部が3D-SSP（three dimensional stereotactic surface projection）として利用されています．このうちVSRADは灰白質や白質の容量変化（脳萎縮）を評価するVBM（voxel based morphometry）という手法を基本にしています．VBMではあらかじめ脳を灰白質と白質に自動で分離したうえで解析を行います．eZISや3D-SSPは脳血流や代謝などの解析に用いられていますが，これらの基本的な概念は画素単位で脳の形態や機能を統計学的に評価する点で共通しています．

1）VSRAD（voxel-based specific regional analysis system for Alzheimer's disease）

　VSRADには改良版のVSRAD plusとVSRAD advanceを含め3つがあり，前2者はSPM2，後者はSPM8にあるDARTELという新しい脳の変形法を採用しています．初期のアルツハイマー型認知症では，**側頭葉内側部（海馬，扁桃体，嗅内野の大部分）**が最も早く萎縮することがわかってきています．しかしこの部分の体積は小さく，CT・MRIなどの画像写真では視覚的には評価が困難です．VSRADでは，脳全体の萎縮を評価したうえで特にこの領域に注目し，その**萎縮の程度からアルツハイマー病の確からしさを評価します．**

● Zスコアとは

　VSRADでは，MRI画像において各部位の体積の萎縮度を正常脳と比較して数値化し，Zスコアという数字で表します．Zスコアは，被験者画像と健常者平均画像を統計比較した結果，平均値から標準偏差の何倍離れてい

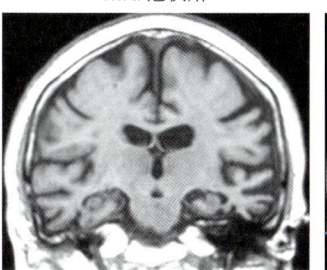

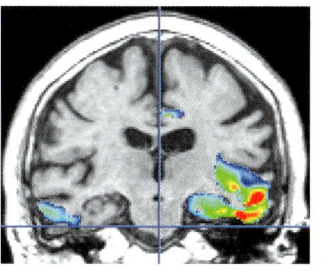

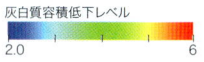

MRI 冠状断　　　　　Ｚスコアマップ

灰白質容積低下レベル
2.0　　　　　　　6

図1 ● MRI画像とVSRADのZスコアマップ
MRI冠状断（左）とZスコアマップ（低下マップ）を重ねて表示したもの（右）．左側頭葉の著明な萎縮がZスコアマップでは赤で表示されている

るかを示す値です．Zスコア「2」とは，平均値から標準偏差の2倍離れていることを意味しています．Zスコアは脳の各部位に関して算出され，画像化（Zスコアマップ）されます．その1例を示します（**図1**）．

VSRADでは側頭葉内側部に設定された関心領域のZスコアのうち正の数字をもつ画素のZスコアの平均値により，アルツハイマー型認知症らしさを評価していますが，通常「VSRADのZスコア」と言う場合は，上記の側頭葉内側部の関心領域の平均Zスコアを指します．Zスコアが2.0を超えているときには，アルツハイマー型認知症の可能性が高いと判断されるわけですが，**半数近くのアルツハイマー型認知症ではスコアが2.0未満であり，正常でもスコアが2.0以上の症例が数％ある**ことも知っておく必要があります．また，脳室拡大などがある際はZスコアが異常に高く出ることがあります．

● **経時的変化の評価**

経時的変化については，筆者の経験では，Zスコアはアルツハイマー型認知症において1年間あたり0.3程度増加しますが，正常ではほとんど変わらないとされています．1年後の経過観察のためMRIを行っても視察上はほぼ変化がなく，進行の所見を見つけるのは難しいですが，Zスコアが増えていれば，やはり海馬付近の萎縮が進行していると考えることができ，アルツハイマー型認知症の診断に有用と考えられます（**図2**）．経時比較の際注意する点としてVSRADのバージョンがあります．前述したように

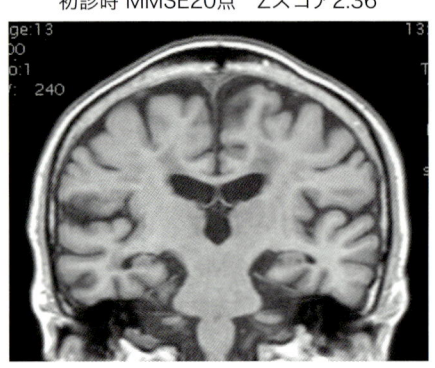

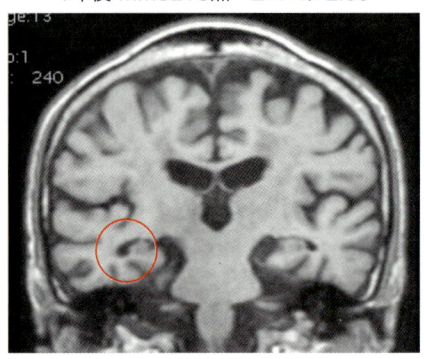

初診時 MMSE20点　Zスコア2.36　　　1年後 MMSE18点　Zスコア2.69

図2 ● アルツハイマー型認知症の初診時と1年後の冠状断MRI
視覚上，側脳室下角がわずかに開大している（○）．Zスコアは2.36から2.69に増加を認めた

VSRADには3つのバージョンがあり，測定精度が向上していますが，それぞれ関心領域や解析方法が変わって来ていますので，単純に比較はできません．特に最新のVSRAD advanceでは以前のバージョンと結果がかなり異なります．

2）eZIS（easy Z-score imaging system）

脳血流SPECT（スペクト）検査は，脳の血流状態を画像にして見ることができますが，画像を肉眼で見て血流が低下している部分を特定することは専門家以外には困難です．eZISは，**脳血流を画像統計解析の手法で画像を自動的に正常データベースと比較し，Zスコアのマップとして表示する**ものです．灰白質濃度と血流という違いはありますが，VSRADと基本的には同じ手法です．ただし，脳萎縮と血流低下では，同一の症例であっても同じ部位に異常がみられるとは限らず，相補的な意味合いをもっています．結果は，Zスコアの範囲を指定することによりカラーで表示されます．脳血流低下部位と増加部位，あるいは両者を一緒（two tail view）に表示できます．

以下に各疾患を疑ったときにどのように画像検査を行うべきか，そして

表 ● 各疾患の画像所見の特徴

診断名	MRI（CT）所見	SPECT所見
アルツハイマー型認知症	びまん性の萎縮．側頭葉内側部の萎縮が他の部位の萎縮に比べて目立つ	初期に帯状回後部，楔前部の血流が低下．頭頂葉および側頭葉，進行すると前頭葉の血流も低下
血管性認知症	梗塞，出血	病変に一致した血流低下
レビー小体型認知症	びまん性の萎縮．側頭葉内側部の萎縮はあまり目立たない	大脳皮質の広い範囲で血流が低下するが，後頭葉，特に内側部が低下する
前頭側頭型認知症	前頭葉，側頭葉前方部の萎縮	前頭葉，側頭葉前方部の血流低下
正常圧水頭症	脳室の拡大と高位前頭葉内側のくも膜下腔狭小化	矢状断像にて前頭葉から頭頂葉皮質の血流増加と帯状回の血流低下
大脳皮質基底核変性症	萎縮に左右差．中心前後回も萎縮	中心溝周囲の左右差のある血流低下
進行性核上性麻痺	中脳被蓋の萎縮	前頭葉と線条体の血流低下
クロイツフェルト・ヤコブ病	拡散強調画像での高信号域を大脳皮質，基底核に認める	MRIの高信号に一致した皮質や基底核の血流低下

　その疾患における特徴的所見について述べます．各疾患の画像所見の要点は**表**にまとめました．

4 アルツハイマー型認知症（Alzheimer's disease：AD）

　アルツハイマー型認知症では脳がびまん性に萎縮します．特に**側頭葉内側部の海馬周辺の萎縮が初期から認められる**とされています．側頭葉内側部の萎縮に伴い，**側脳室下角が拡大**してきます．これらの所見は，MRIにより比較的初期においても確認できるため，アルツハイマー型認知症の画像診断上のポイントとなります（**図3**）．CTはMRIに比べ診断能が劣りますが，側脳室下角の拡大は比較的確認しやすい所見です．初期の萎縮所見は軽度であり，**極端な萎縮を認める場合はむしろ前頭側頭型認知症などの他の疾患を考えます．**

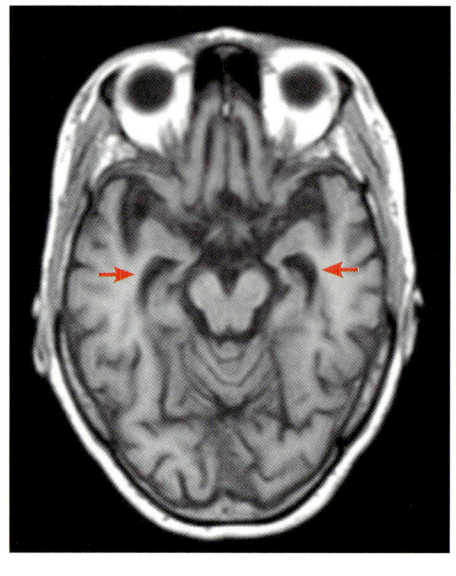

図3● アルツハイマー型認知症のMRI
アルツハイマー型認知症の水平断T1強調画像で両側側脳室下角の拡大を認める（→）

　MRI施行時にVSRADによる検査を行った場合，Zスコアは2.0以上のことが多いですが，そうでない症例も多いです．特に65歳未満の初老期の症例においては，頭頂葉などの大脳皮質の萎縮に比べ側頭葉内側部の萎縮が目立たず，Zスコアも低いことがしばしばみられます．初老期の症例においては，脳血流SPECTの方が診断に適していると思われます．

　脳血流SPECTでは，頭頂葉（図4A：通常の断層画像）および側頭葉の血流低下が特徴的とされます（図4B：eZIS画像）．進行すると前頭葉の血流低下もみられますが，早期から前頭葉の血流が低下する場合もあります．大脳皮質のなかでも**連合野の血流が低下し，中心前回（1次運動野），中心後回（1次感覚野）は血流が比較的保たれる**ことが特徴とされています．また，画像統計解析を用いた研究により，**より早期の血流低下部位は，大脳の内側部にある帯状回後部，楔前部である**ことがわかっています．この所見はeZISや3D-SSPなどのソフトウェアを用いることにより容易に確認できますので，早期の診断に役立っています（図5）．なお，**前頭葉の血流低下はうつ病などの機能性精神疾患でもみられる**ことから非特異的な所見であり，この所見だけで疾患を診断することは難しいです．

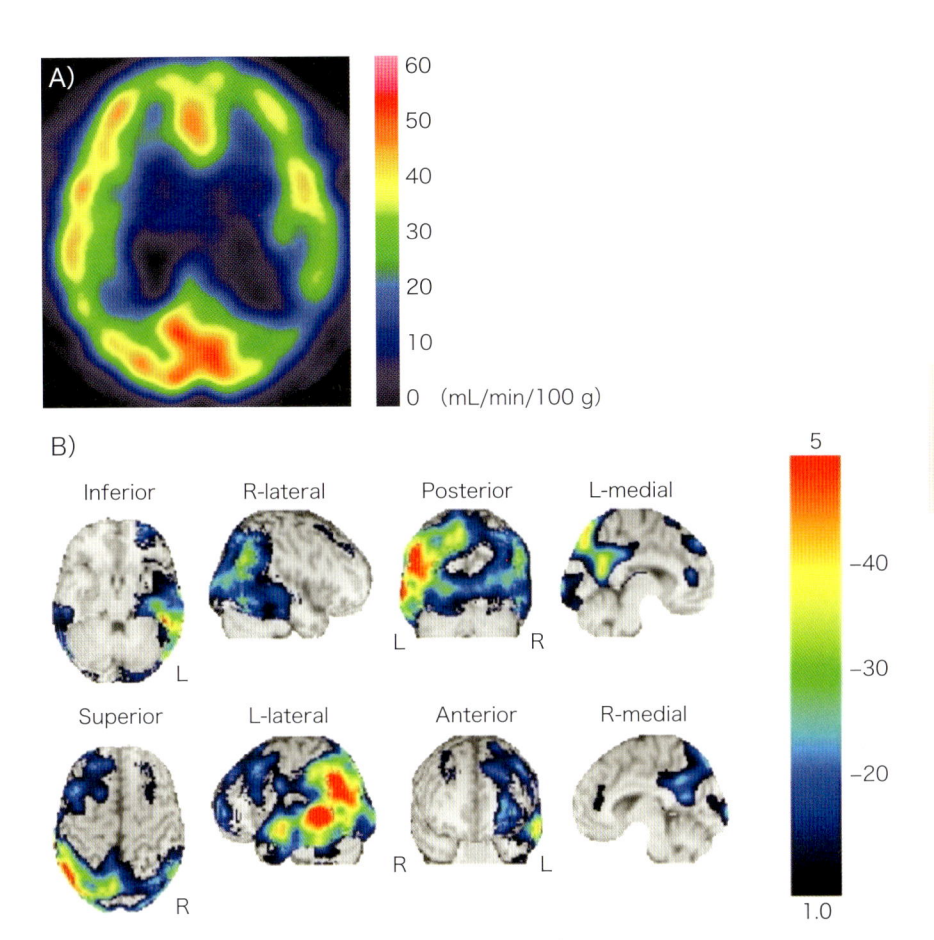

図4 アルツハイマー型認知症の脳血流SPECT画像
A) 脳血流SPECTの通常の断層画像カラー表示．この表示では赤い部分が血流の保たれた領域を表し，色が暗い部分が血流低下部位を示す．両側，特に左頭頂葉の血流低下が示される．B) アルツハイマー型認知症のZスコアマップ（eZIS画像の血流低下部位表示）では色が明るい部分ほど血流低下が強い部位である．側頭葉と頭頂葉の著明な血流低下を認める

　アミロイドPETではアルツハイマー病の病理所見の1つであるβアミロイドの沈着を画像として描出することができます．この所見はアルツハイマー病に必須であり，沈着がない場合にはアルツハイマー病を否定できます．ただし，健常者でも沈着がみられることや認知症の程度とアミロイドの沈着が相関しないことなどがわかってきており，早期診断や経過観察で

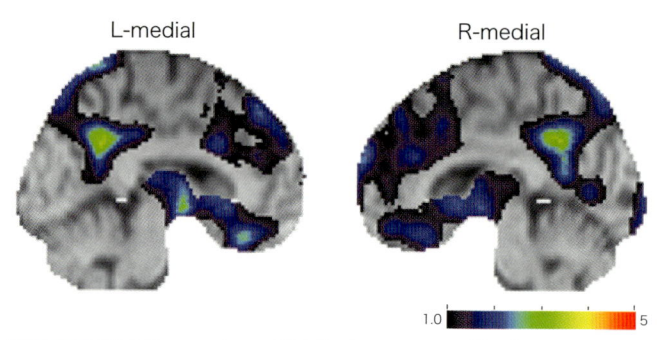

図5 早期アルツハイマー型認知症のeZIS画像（血流低下部位表示）
矢状断像にて帯状回後部および楔前部の血流低下を認める

の利用は限定的と思われます．最終的な臨床における有用性については研究段階といえます．

5 血管性認知症（vascular dementia：VaD）

診断には微細な梗塞や出血などの血管性病変もとらえることができるMRIを行います．血管性認知症の診断はしばしば難しい症例があります．血管病変があったといっても直ちに血管性認知症と診断できるわけではなく，臨床経過，病変の部位やその範囲から総合的に判断する必要があります．

1例として右側頭葉を中心とした広汎な梗塞による認知症症例の画像を示します（図6）．高齢者では健常者であってもいくらかの血管性病変があることはしばしばです．これらの存在は認知機能にあまり関係していないというのが一般的な見解です．同様にアルツハイマー型認知症においても血管性病変を伴うことが多いですが，血管性病変の多くは認知機能にはあまり関係していないと考えられています．

大脳白質病変はMRIのT2強調画像やFLAIR画像で高信号を呈する病変で虚血性変化とされていますが，これだけで認知症になるわけではなく，**白質病変と同時に明らかな梗塞や出血を認める**ことが血管性認知症の診断には重要とされています．血管性病変のみの存在では血管性認知症と診断

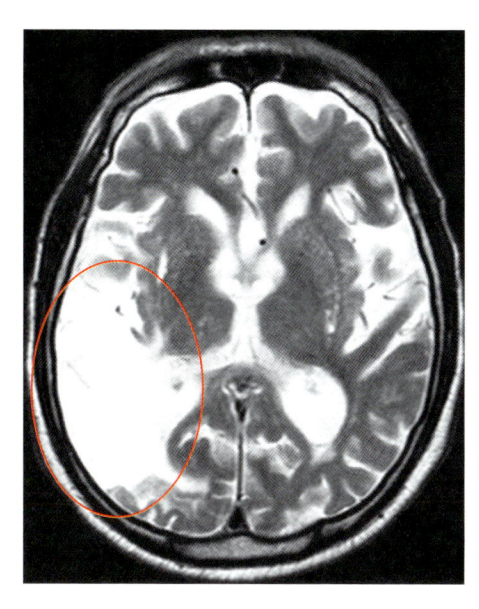

図6 ● 脳血管性認知症の MRI T2強調画像
右側頭葉を中心とした広汎な脳梗塞を認める（○）

することはできず，認知症の発症と血管病変との関連が明らかでない場合は，**アルツハイマー型認知症の合併を考慮する**ことが重要です．特に脳血流SPECTでアルツハイマー型認知症を疑う所見がみられた場合には，MRIでみられる病変部位と血流低下部位に違いがないか注意が必要です．血管性認知症の脳血流SPECTでは前頭葉の血流低下がみられやすいといわれていますが，認知機能と関連の深い領域での梗塞や出血に対応した血流低下がみられることもあります．**脳血管障害を伴うアルツハイマー型認知症は非常に多い**とされています．

6 レビー小体型認知症（dementia with Lewy bodies：DLB）

レビー小体型認知症では，アルツハイマー型認知症に比べMRIで異常を示すことが少なく，**脳血流SPECTが有用**です．頭頂葉，後頭葉の萎縮が目立つことがありますが，海馬周辺の萎縮もアルツハイマー型認知症のように明らかではないことが多いとされています（**図7**）．Zスコアもそれほど高くないことが多いです．

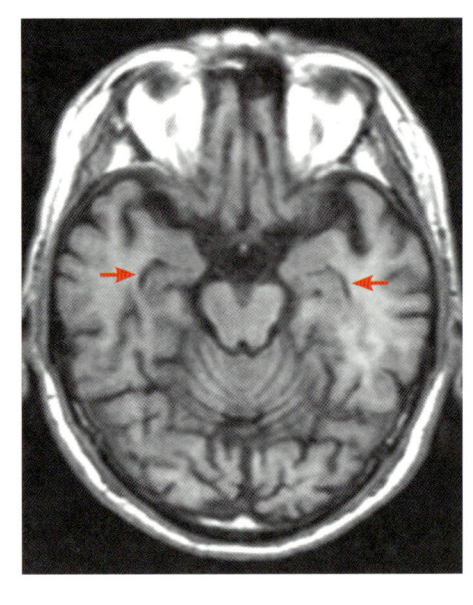

図7● レビー小体型認知症のMRI水平断T1強調画像
側脳室下角の拡大は軽度である（→）

　脳血流SPECTではアルツハイマー型認知症と似た所見（頭頂葉から側頭葉にかけての血流低下）がみられますが，**後頭葉の内側にも血流低下を認める点が特徴です**（図8）．また，大脳皮質の血流が全体に低下し，基底核の血流が相対的に高くなることも認められます．この所見は画像統計解析でなく，通常の断層画像でよりはっきりします．時には前頭葉に血流低下が目立つ症例もみられます．

　ドパミントランスポータSPECT，MIBG心筋シンチグラフィは本疾患における有用性が認められ，保険適用されています．ドパミントランスポータSPECTは商品名ダットスキャン®としてまだ認可されたばかりですが，黒質線条体のドパミン系神経細胞の変性をみる検査です．パーキンソン病と同様にレビー小体型認知症でも，線条体への集積が低下しますが，アルツハイマー型認知症では低下しないため両者の鑑別に有用です．MIBG心筋シンチグラフィは心臓交感神経機能をみる検査ですが，レビー小体型認知症では心筋集積が低下するためドパミントランスポータSPECTと同様にアルツハイマー型認知症との鑑別に利用されます．心臓全体（H）と上縦隔（M）に設定された関心領域（region of interest：ROI）内のMIBG集

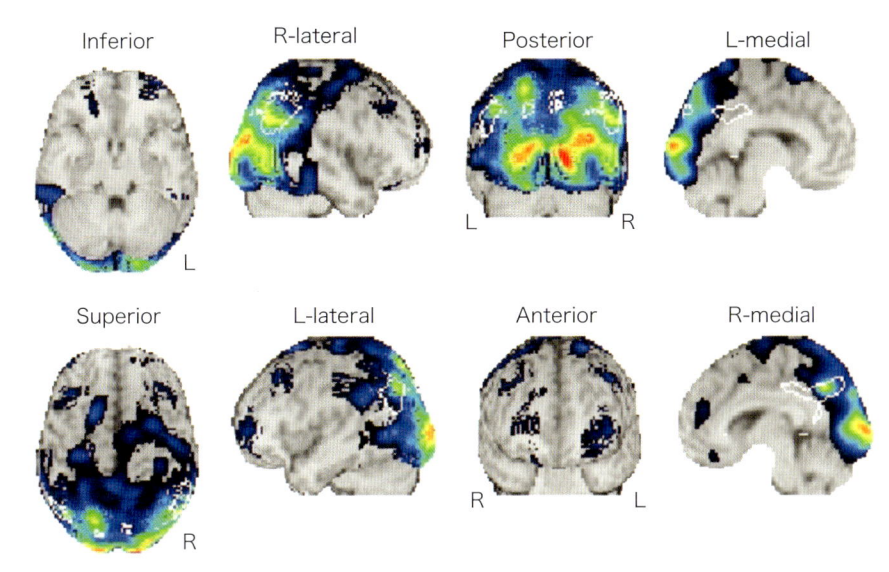

図8 ● レビー小体型認知症のeZIS画像（血流低下部位表示）
両側後頭葉および頭頂葉に血流低下を認める．後頭葉は内側にも低下を認める

積のカウント比（H/M比）を求める方法で判定されます．

7 前頭側頭型認知症（frontotemporal dementia：FTD）

　　前頭葉，側頭葉の萎縮を認めます（図9）．このように著明な局所性萎縮はアルツハイマー型認知症でみられることはまずありません．萎縮がはっきり認められる場合には診断は容易ですが，萎縮が明らかでない症例も多く認められます．その場合，脳血流SPECTが重要になり，**前頭葉，側頭葉の血流低下**を認めます（図10）．

　　サブタイプの1つである意味性認知症（semantic dementia：SD）では，**左側頭葉の萎縮と血流低下**が特徴的です（図11, 12）．まだ研究段階ですが，本疾患ではアミロイドの沈着を認めず，アルツハイマー型認知症との鑑別にアミロイドPETが有用と思われます．

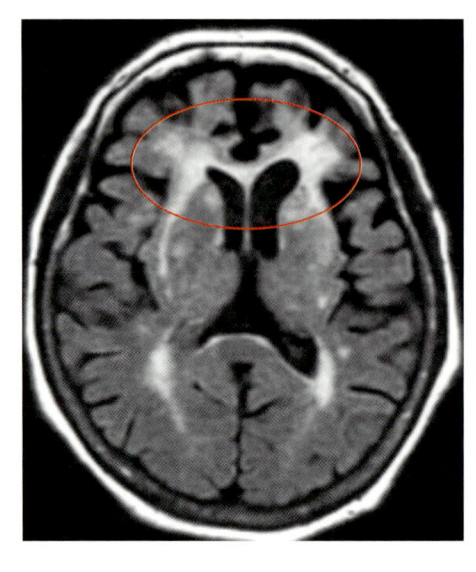

図9● 前頭側頭型認知症の水平断FLAIR画像
前頭葉，側頭葉の萎縮を認める．また，前頭葉白質にはグリオーシスによると思われる高信号を認める（○）

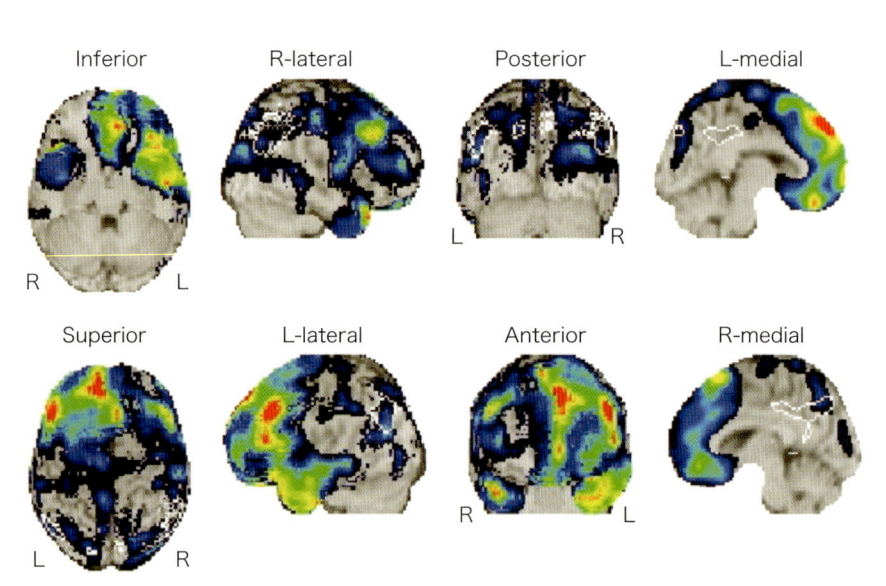

図10● 前頭側頭型認知症のeZIS画像（血流低下部位表示）
両側前頭葉および側頭葉前部に血流低下を認める

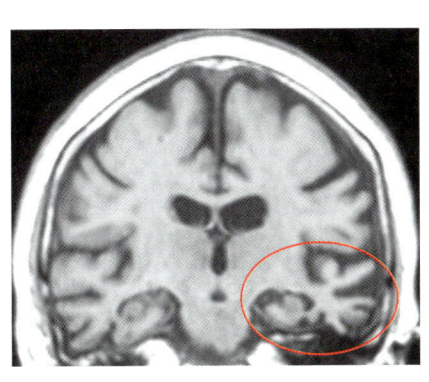

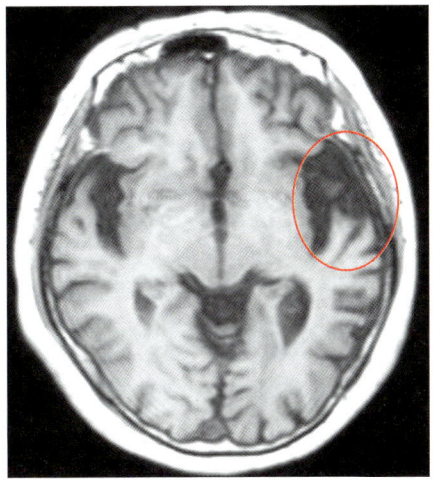

図11 ● 意味性認知症のMRI
　左側頭葉前部の著明な萎縮を認める（○）．冠状断（左）および水平断（右）

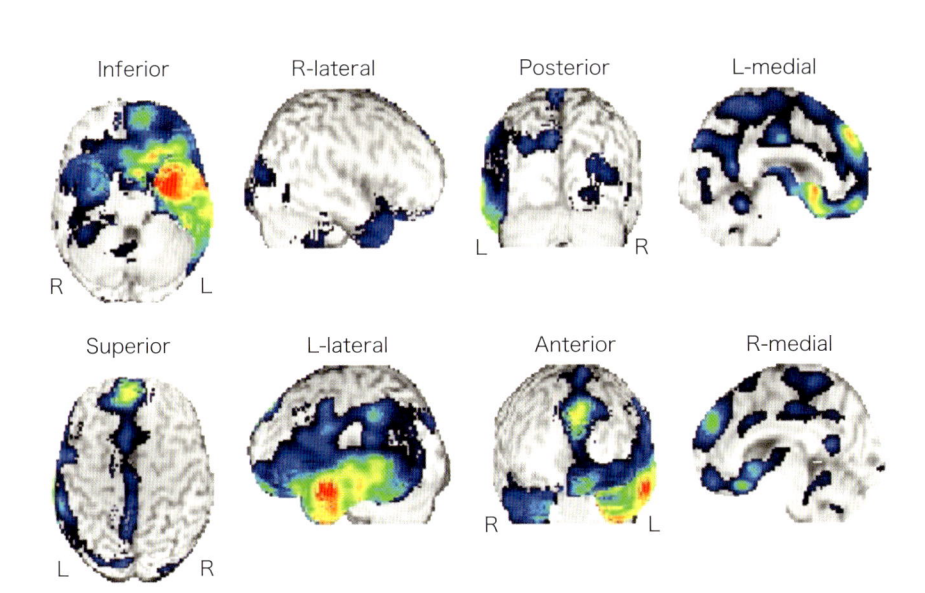

図12 ● 意味性認知症のeZIS画像（血流低下部位表示）
　左側頭葉に著明な血流低下を認める

6）画像診断

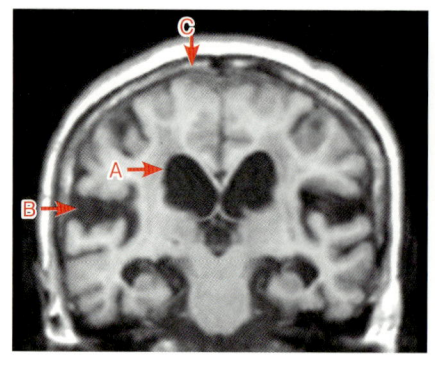

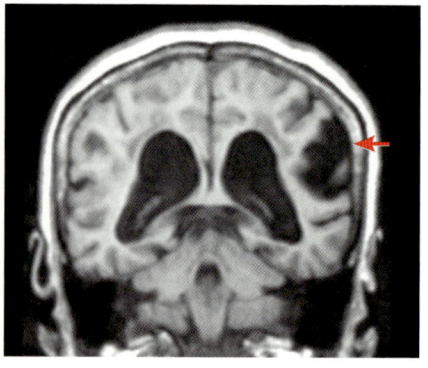

図13● 正常圧水頭症のMRI
側脳室の拡大（A）とシルビウス裂の拡大（B），高位前頭葉内側部のくも膜下腔狭小化（C）を認める（左）．頭頂葉のスライスでポケット状に拡大した脳溝を認める（右）

8 正常圧水頭症（normal pressure hydrocephalus：NPH）

　正常圧水頭症は，脳脊髄液の脳表からの吸収障害に起因する疾患と考えられていますが，MRI冠状断像において**脳室の拡大と高位前頭葉のくも膜下腔狭小化**，つまり大脳皮質が押し上げられて頭蓋骨に密着するような所見が認められます．**シルビウス裂は大きく拡大**します．それ以外にも**ポケット上に拡大した脳溝**をしばしば認めます（図13）．

　脳血流SPECTではMRIの所見を反映して，矢状断像にて前頭葉から頭頂葉皮質の血流増加とその下部にある帯状回の血流低下がみられます（図14）．

　脳脊髄液の動態を直接観察できる脳槽シンチグラフィでは，側脳室へのRI逆流がみられますが，侵襲的であることや診断能に問題があり，普及していません．正常圧水頭症における脳血流SPECTの意義は確立していませんが，他の認知症の除外をする目的で利用できるかもしれません．なお，画像からは正常圧水頭症が疑われるにもかかわらず歩行障害などの症状が明らかでない症例もしばしばみられます．これらの症例の診断は今後の課題と考えられます．

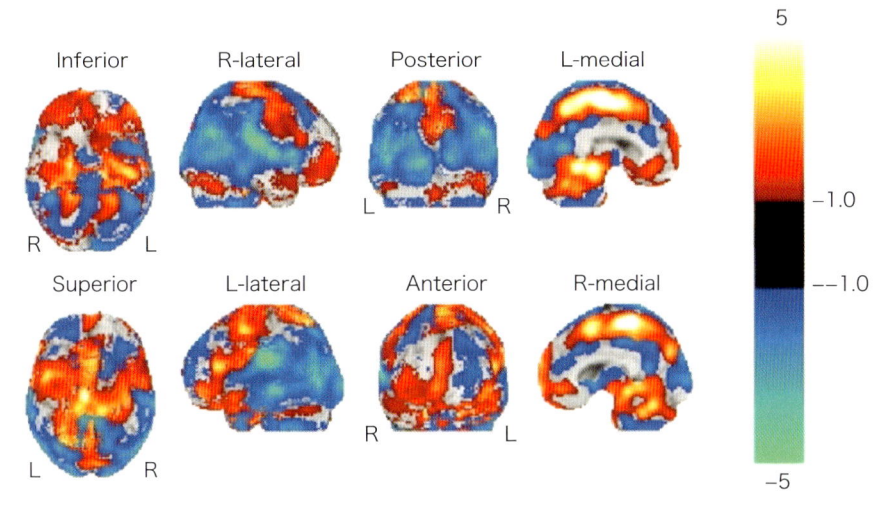

図14 正常圧水頭症のZスコアマップ（two tail view eZIS画像（血流低下および増加部位表示））
内側部脳表表示(L-medial, R-medial)にて前頭葉から頭頂葉内側部皮質の血流増加とその下部の帯状回の血流低下がみられる

9 大脳皮質基底核変性症（corticobasal degeneration：CBD）

　大脳皮質基底核変性症の画像所見は**皮質と線条体の萎縮と血流低下**ですが，**左右差があること，中心前回，中心後回にも萎縮や血流低下を認める**ことなどが特徴です（図15, 16）．

　認知症の観点からは，アルツハイマー型認知症や前頭側頭型認知症との鑑別が問題となります．また，パーキンソン症候がみられるため，パーキンソニズムの観点からはパーキンソン病，レビー小体型認知症，進行性核上性麻痺との鑑別が必要になります．パーキンソン病，レビー小体型認知症との鑑別にはMIBG心筋シンチグラフィを行います．両者では心筋の取り込みが低下しますが，本疾患では取り込み低下はあっても軽度です．アルツハイマー型認知症や前頭側頭型認知症ではドパミントランスポータは低下しませんが，本疾患では低下します．

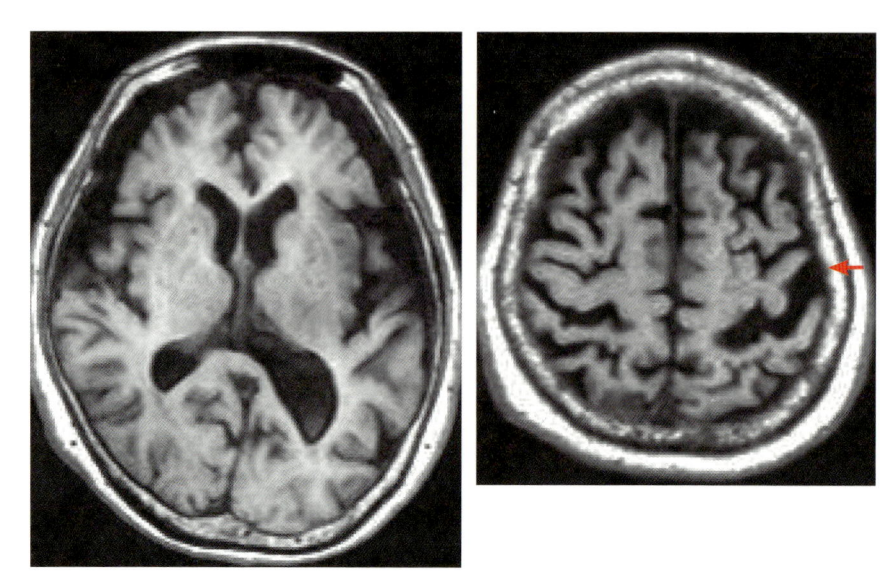

図15 ● 大脳皮質基底核変性症のMRI
左側の萎縮が強く，脳室拡大にも左右差を認める（左）．頭頂側のスライス（右）では左中心溝の拡大が著明である（→）

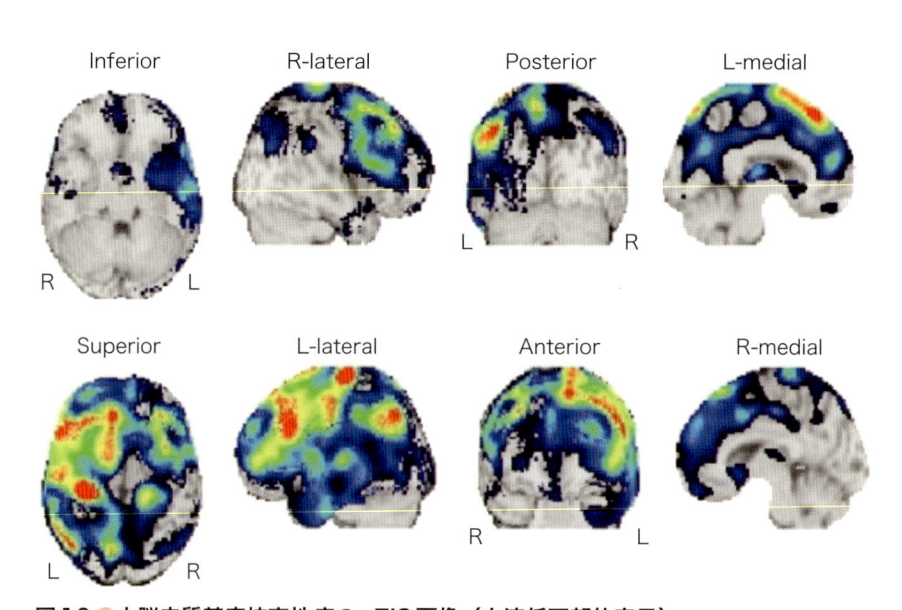

図16 ● 大脳皮質基底核変性症のeZIS画像（血流低下部位表示）
左側優位の大脳皮質血流低下があり，左運動前野から中心後回の血流低下が顕著である

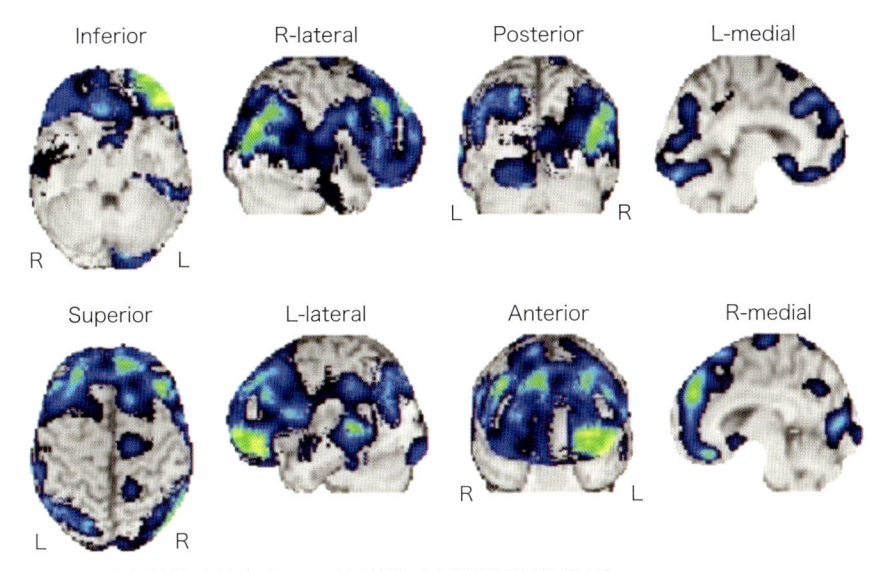

図17 進行性核上性麻痺のeZIS画像（血流低下部位表示）
前頭葉の血流低下を認める．側頭葉後部から頭頂葉下部にも血流低下がみられる

10 進行性核上性麻痺（progressive supranuclear palsy：PSP）

　前頭側頭型認知症や大脳皮質基底核変性症との鑑別がしばしば問題となります．**前頭葉の血流低下**が認められ（図17），前頭側頭型認知症と診断されることも多いです．大脳皮質基底核変性症とは**皮質と線条体に血流低下がみられる**ことが共通していますが，進行性核上性麻痺では**左右差が小さい**ことが特徴といわれています．MRIで**中脳の萎縮を認めることが特徴**ですが，初期にはこの所見が明らかでないことが多いです．進行すると矢状断像で**humming bird sign**と呼ばれる有名な像を示しますが，これはなかなか典型的なものがみられないため，中脳被蓋部の萎縮の進行を注意してみていく必要があります（図18）．大脳皮質基底核変性症同様にMIBG心筋シンチグラフィでは取り込み低下はあっても軽度です．なお，本疾患ではドパミントランスポータが低下します．

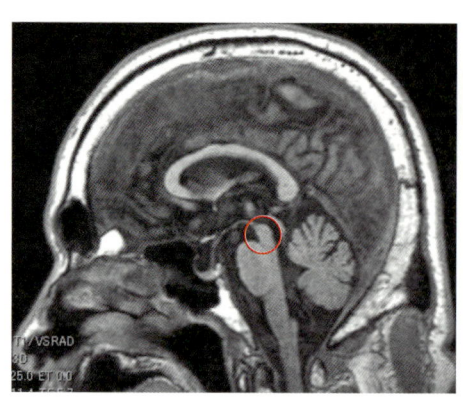

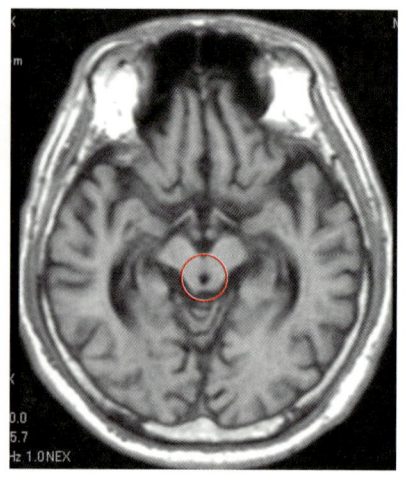

図18● 進行性核上性麻痺のMRI
中脳被蓋部の萎縮を認める（○）．矢状断（左）および水平断（右）

11 クロイツフェルト・ヤコブ病（Creutzfeldt-Jakob disease：CJD）

　急速に進行する認知症をみた場合には，本疾患を疑ってMRIを行うことが大切です．初期には萎縮がはっきりせず，MRIの拡散強調画像（diffusion weighted image：DWI）で**大脳皮質や基底核，視床などに高信号**を認めます（図19）．この所見はこの疾患に特徴的な所見であり，診断にきわめて有用です．脳血流SPECTでは，MRIでみられる高信号に一致して血流低下を認めます．血流の低下部位は症例によってさまざまですが，皮質が障害される場合には連合野が主であり，アルツハイマー型認知症と間違われる場合があるので注意が必要です．進行すると脳の萎縮も著明となります．

　以上，各疾患の診断に必要な画像検査の知識をまとめました．画像所見は診断に有用であるのみならず，症状の理解のためにも有用です．本人や家族への説明においても，例えば，「この所見があれば，こんな症状が予想されますが，思い当たることはありませんか」と聞いて症状を確認するこ

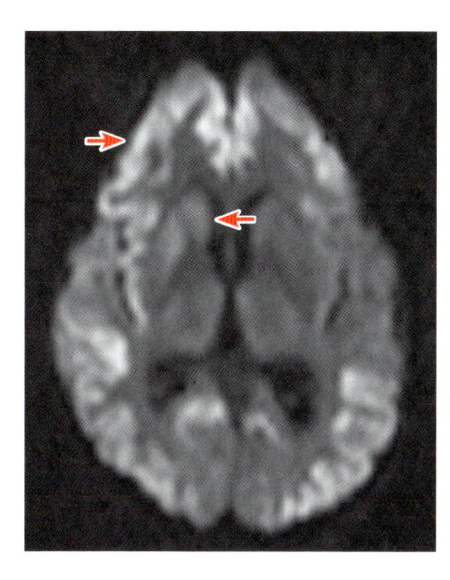

図19 ● クロイツフェルト・ヤコブ病のMRI
クロイツフェルト・ヤコブ病の拡散強調画像にて大脳皮質や基底核に高信号を認める（→）

とができます．家族は説明を聞いて症状が脳の所見から来るものであることを理解し納得できるという利点もあります．

COLUMN

MRIの主な撮像法の違いについて

　一般によく用いられるT1，T2，FLAIR，ディフュージョンという言葉について解説します．

　MRIでは黒い領域は低信号域，白い領域は高信号域と呼ばれます．

　T1強調画像（T1WI：T1 weighted image）で高信号，すなわち白く映し出されるものは，脂肪，亜急性期の出血，銅や鉄の沈着物，メラニンなどであり，逆に低信号（黒）のものは，水，血液などです．T1WIでは脳室は黒色になり，CTとよく似た画像を呈し，大脳皮質と白質などの解剖学的な構造が捉えやすいという特徴があります．

　T2強調画像（T2WI：T2 weighted image）で高信号（白）のものは，水，血液，脂肪などであり，低信号（黒）のものは，出血，石灰化，線維組織，メラニン，血管（flow void）などです．

・フレアー法（FLAIR：fluid attenuated inversion recovery）

FLAIR画像は，基本的には水の信号を抑制したT2強調様の画像（脳室が黒く見える）であり，脳室と隣接した病巣が明瞭に描出されます．ラクナ梗塞に代表されるかくれ脳梗塞や血管性認知症にみられるビンスワンガー型白質脳症などの慢性期の脳梗塞部位（白色に描出される）の確認に有用です．

・**拡散強調画像（DWI：diffusion weighted image）**

　水分子の拡散運動（自由運動度）を画像化したもので，拡散が低下した領域が高信号として描出されます．急性期の脳梗塞では，拡散が低下してくるため，超急性期の脳梗塞の部位判定（白色に描出される）に有用です．古い梗塞巣は低信号となるため，T2WIと比較することで脳梗塞の新旧の区別が可能です．他に高細胞密度（悪性腫瘍），高粘稠度（膿瘍）といった病変を検出できます．クロイツフェルト・ヤコブ病においては大脳皮質や基底核に高信号を呈するため，この疾患の診断に非常に有用です．

Point

- 画像診断は認知症の原因疾患の診断において非常に重要なものであるが，診断は症状，経過，画像所見を含めて総合的に行う必要がある．それぞれの画像診断の特徴や限界を理解し，画像診断を有効に利用することが大切である
- そのうえで症状，経過から考えた診断に画像所見が矛盾しないかを画像で確認するという姿勢が重要である
- また，より良い診断のためには主治医と放射線科医との対話も重要である

文献・参考文献

1) Matsuda, H., Mizumura, S., Nemoto, K., et al. : Automatic voxel-based morphometry of structural MRI by SPM8 plus diffeomorphic anatomic registration through exponentiated lie algebra improves the diagnosis of probable Alzheimer Disease. Am J Neuroradiol, 33：1109-1114, 2012
2)『ここが知りたい認知症の画像診断Q&A』（松田博史，朝田　隆 編著），harunosora，2013
3)『認知症の画像診断―見て診て学ぶ』（松田博史，朝田　隆 編），永井書店，2010
4) Rowe, C. C., et al. : Brain amyloid imaging. J Nucl Med, 52：1733-1740, 2011
5) Stoessl, A. J., et al. : Advances in imaging in Parkinson's disease. Lancet Neurol, 10：987-1001, 2011

7) その他の検査
血液検査，胸部X線，心電図など

涌谷陽介

1 はじめに

　認知症の鑑別診断を進めるうえで，前項の脳画像診断はきわめて有用です．しかし，アルツハイマー型認知症（Alzheimer's disease：AD）をはじめとする認知症の診断には，「他の原因による認知機能障害を鑑別できる」ことが必須となっています．第2章-5）で取り上げられているいわゆるtreatable dementiaを鑑別するうえでも，各種の画像検査，検体検査，生理学的検査を適切に行っていくことが必要です．

　また，セルフケアや体調管理が不十分になりがちな認知症患者において，診察所見とこれらの検査は，合併症の早期発見・早期治療に重要な役割を果たします．さらに，身体疾患の発症や悪化がBPSD（behavioral and psychological symptoms of dementia，行動心理症状）の発現要因になっていることも銘記すべきです．

2 認知機能低下の「気づき」としての諸検査

　かかりつけ医では，「もの忘れ」を主訴にクリニックを患者さんが受診するよりも，比較的長期間いわゆる「持病」のため通院するなかで，患者さんの認知機能の低下に気がつく場合があると考えられます．第3章-1），2）で詳しく解説されている患者さんの見た目や動作の変化，医療面接による認知機能低下の「気づき」以外でも，血液検査などの諸検査から患者さんの認知機能低下の「気づき」につながる場合もあります．

　生活習慣病のため通院している患者さんでは，血圧，血中コレステロール値，血糖値・HbA1cなどの**諸検査値が医師の期待しているほどに改善し**

ない場合や薬剤の副反応が増加する場合には，薬剤アドヒアランスの問題があると推定できます．そのようなケースのなかに認知機能障害の進行，すなわち認知症の発症が隠されている場合も多いと考えられます．また，身体状況や諸検査から推定される薬剤アドヒアランスの変化には，与薬者としての介護者の生活状況（例えば就労時間の変化）や身体状況を反映している場合があるため配慮が必要な場合もあります．

3 認知症鑑別のための検査

　神経変性疾患以外の認知機能低下を引き起こす代表的な病態（いわゆる treatable dementia）をスクリーニングするため，血液検査などの検体検査，脳画像診断以外の画像検査，生理学的検査などを行う必要があります．

1）検体検査

● **血液検査（血液一般検査，生化学検査など）**

　貧血の有無（特にビタミン B_{12} や葉酸欠乏を推察させる大球性の変化の有無），**電解質**（血中ナトリウム・カルシウム値など），**肝機能・血中アンモニア値**，**炎症所見**〔CRP，血清アミロイドA（SAA），血沈〕，**甲状腺機能検査**（TSH，F-T4）に注目してスクリーニングを行います．必要に応じて，ビタミン B_1，B_{12}，葉酸など，欠乏状態により認知機能低下を引き起こすビタミン類の血中濃度の測定，感染症関連検査（肝炎ウイルス，梅毒など），甲状腺自己抗体検査（橋本病関連検査）などを行います．

● **髄液検査**

　神経感染症（神経梅毒や結核性髄膜炎など）の鑑別目的には必須の検査ですが，手間や侵襲が比較的高いため頻繁に行われる検査ではありません．しかし最近では，認知症，特にADの診断マーカーとして実用化に向けた研究が数多く行われています．このうち**髄液中総タウ蛋白・リン酸化タウ蛋白**は，ADの診断マーカーとして有用であると考えられています．髄液リン酸化タウ蛋白に関しては，ADの診断目的に1患者に対し1回の測定が保険でも認められています．

2）脳画像検査以外の画像検査

● 胸部X線検査

　肺気腫，慢性心不全などの低酸素状態やCO_2ナルコーシスによる睡眠・覚醒リズム・意識状態（および認知機能）に影響を与える心肺疾患の診断に重要です．転移性脳腫瘍の原発巣検索にも必須の検査です．必要に応じて，胸部CTなどによる精査を行う必要があります．

COLUMN

「夜眠らず大きな声を出し続ける」という訴えの高齢女性

　脳梗塞後遺症，慢性心不全，心房細動などで通院中の91歳高齢女性が，ある時期から夜間不眠となり「ぼけが進んでしまった」と受診しました．横になってもすぐに目を覚まし，大きな声をあげることが間欠的に一晩中続くようになったようです．日中はややうとうとしているものの，大声をあげることはなく，食事は食べていました．

　診察所見では，以前からの脈不整や汎収縮期雑音が聴取される以外に，両側背部下肺野の呼吸音が弱い印象がありました．下腿浮腫も若干悪化しているようでした．体重が2カ月前より3kg増えていました．胸部X線を撮影したところ両側性の胸水があり，心胸郭比もいつもより上昇していました（**図1 A**）．心不全の悪化と判断し，利尿薬などの薬剤の調整をしたところ夜間の睡眠状況も改善しました．胸部X線所見も改善しました（**図1 B**）．

　心不全によるいわゆる「起座呼吸」の状態に低酸素状態や高炭酸ガス血症による意識障害（せん妄）が加わっていたと推察されました．

● 頸動脈超音波検査

　頸動脈硬化の程度の評価やドップラー検査により脳血流の状態が推定できます．**頸動脈の狭窄が強い場合，脳血流低下・脳虚血による認知機能障害が生じる場合があります．**その場合，左右どちらの頸動脈病変かによって，臨床症状は異なります．いわゆる不安定プラーク（血栓が剥がれ落ちて脳梗塞の原因となる可能性があるプラーク）がみられる場合は，予防的に抗血小板薬やスタチン系薬剤などを使用する必要があります．また，頸

A) 来院時：胸水貯留が認められる　　B) 利尿薬調整後：胸水改善

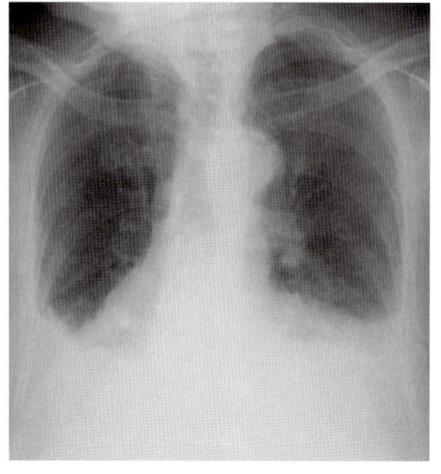

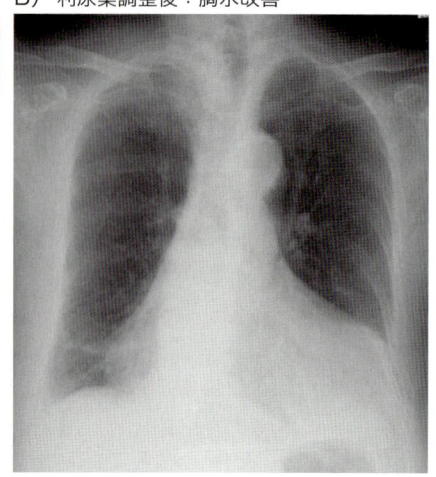

図1● 夜間不眠・せん妄をきたした認知症患者の胸部X線

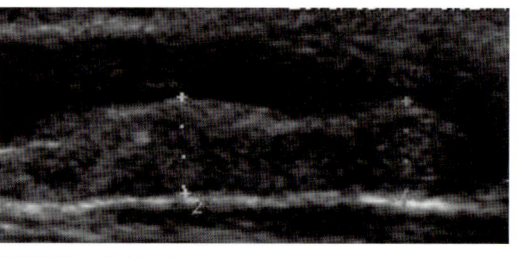

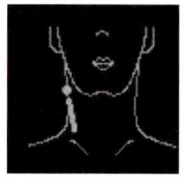

血管腔
壁在血栓

図2● 頸動脈狭窄の超音波像
右総頸動脈に一部内部エコーが不均一なプラークを認める

　動脈狭窄や不安定プラークにより一過性脳虚血や症候性脳梗塞を起こす場合は，頸動脈内膜剥離術などの外科的治療の適応を検討すべきであり，専門医への紹介が必要です（**図2**）．

3）生理学的検査

● 心電図検査

　認知症の診断に直結するものではありませんが，患者さんの合併症管理や補助的な診断には重要です．特に，心房細動が発見された場合は，脳塞栓予防のためワーファリンや新規抗凝固薬の予防的投与も検討すべきです．

● 脳波・ポリソムノグラフィーなど

　もの忘れの訴えだけではなく，「ときどき急にぼんやりする」「口をモゴモゴさせる」「日中うとうとすることが多い」といった患者さん本人や家族からの訴えがある場合は，**てんかん発作**による意識減損・自動症，**肝性脳症**などの代謝性脳症，**睡眠時無呼吸**による眠気を鑑別する必要があります．

　てんかんの場合，脳波により多くの場合，診断を確定することができます．肝性脳症では，血中アンモニアの値が最も簡便で感度のよい検査ですが，脳波も特徴的な変化をきたします（徐波化や三相波の出現）．

　睡眠時無呼吸では，確定診断にはポリソムノグラフィー検査を行う必要がありますが，問診票〔例えばEpworth Sleepiness Scale日本語版（JESS）〕やポータブル睡眠時呼吸障害モニタ，ボイスレコーダーによる低酸素状態・いびきの評価によってもスクリーニングが可能です．

COLUMN

「急に行動がおかしくなった」という訴えの女性

　Aさんは79歳の女性で，高血圧，バセドウ病，腎機能障害などでかかりつけ医で加療を受けていました．受診の2カ月ほど前から，ときどき夜中に外をうろうろしたり支離滅裂なことを口走ったりするようになっていました．1週間前には布団につまずいて転倒し，他院を救急受診しましたが，骨折もなく点滴を受けて帰宅しました．その後は普段通り過ごしていましたが，受診前日の深夜にトレイの隅に放尿したり，上着を一生懸命足に穿こうとしたりしているといった行動があり，ぼんやりとしていることも増えました．「急に行動がおかしくなった」と心配した家族が同伴して当院を受診しました．受診時，血圧，脈拍，体温といったバイタルサインには異常はみられませんでした．笑顔はみられましたが，ややぼんやりしており，話のまとまりがなく，会話が続きません．肥満があり下肢に浮腫を軽度認める以外，身体的な症状・徴候はありません．神経所見では，軽度の手指振戦があり，歩行が若干不安定でしたが，明らかな麻痺やパーキンソン症状はありません．胸部X線，心電図，頭部CTの異常はありません．血液検査では，腎障害と脱水の所見（尿素窒素46.3 mg/dL，クレアチニン1.8 mg/dL）がありましたが，肝機能は正常範囲で，肝炎ウイルススクリーニングも異常ありませ

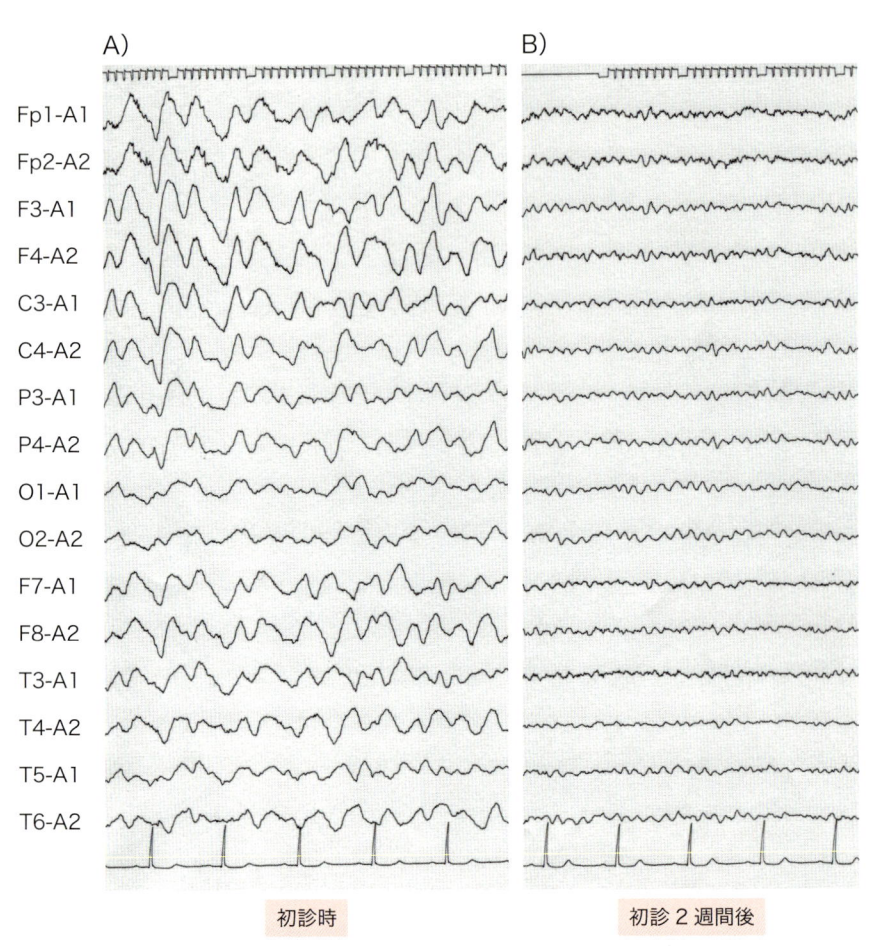

図3 ●「急に行動がおかしくなった」と受診した高アンモニア血症患者の脳波
A) 受診時，B) 高アンモニア血症に対する治療後

初診時 / 初診2週間後

ん．白血球やCRPの上昇といった炎症所見もありません．念のため血中アンモニアを測定したところ，108μg/dL（正常：12〜66）と上昇していました．脳波をとったところ，著明な徐波化やいわゆる三相波が認められました（**図3 A**）．
　高アンモニア血症の原因は明らかではないものの，排便コントロール（ラクツロース内服），点滴（脱水の補正）を行ったところ，速やかに手のふるえは消失し，応答もいつも通りにできるようになりました．2週間後の脳波も著明に改善しました（**図3 B**）．

後日の腹部CT等の精査で上腸間膜静脈瘤による門脈 - 体循環シャントが見つかり，高アンモニア血症の原因であることが考えられました．その後も何度か高アンモニア血症による意識障害や行動異常をくり返しています（血中アンモニア最高値428μg/dL）．

● **自律神経系検査**

　レビー小体型認知症の場合，臨床的に便秘や起立性低血圧などの自律神経症状を高頻度に合併します．自律神経障害を評価する方法にはさまざまな検査があり，状況に応じて行うことで，認知症の鑑別診断や体調管理・リハビリテーションの工夫につながります．

　特に，**いわゆるシェロングテストにより起立性低血圧の有無を評価することは非常に重要**です．高度の起立性低血圧（および類似の病態と考えうる食事性低血圧）は，患者さんのADLを著しく阻害し，失神や転倒のリスクを高める場合も多いと考えられます．起立性低血圧はレビー小体型認知症に特異的な症状ではなく，長期臥床，糖尿病，循環器疾患，薬剤（降圧薬，抗コリン作用のある薬剤）などでも起こりうる症状であり，病歴聴取や診察を十分に行う必要があります．

> **Point**
> ● 認知症の鑑別診断や認知症患者の体調管理のために適切な検査を行うことが必要
> ● 患者さんの認知機能や精神状態の変化の背後に，身体疾患の発生や悪化がある場合があることを銘記

7）その他の検査

第4章 認知症の治療

1）中核症状
　① アルツハイマー型認知症
　② レビー小体型認知症
　③ 血管性認知症
　④ 前頭側頭葉変性症
　⑤ その他の認知症

2）周辺症状（BPSD）

第4章 認知症の治療

1）中核症状
① アルツハイマー型認知症

内藤　寛

1 使用される薬剤の解説

　アルツハイマー型認知症（Alzheimer's disease：AD）の薬物療法は，①中核症状に対する治療，②周辺症状（behavioral and psychological symptoms of dementia：BPSD）に対する治療，③神経細胞の減少と異常蛋白の蓄積に対する治療，に分けて考える必要があります．

　①の代表はコリン作動系の賦活療法で，ドネペジルをはじめとするアセチルコリンエステラーゼ阻害薬が広く用いられています．さらに現在では，NMDA受容体拮抗薬のメマンチンが加わって治療の選択肢が増えました．しかし，これらの薬物療法は対症療法の域を出ておらず，ADの進行を停止させることはできません．②はこれまで精神科領域で蓄積された知見をもとにした治療法が中心となります．③はADの根本的治療法になりうるdisease modifying drugです．髄液バイオマーカーやアミロイド画像診断をもとにした発症前診断による，異常蛋白の生成阻害や分解促進をめざした治療薬の開発が期待されていますが，残念ながらまだ臨床応用には至っていません．

1）コリン作動系の賦活療法

　1970年代に，ADにおいて，大脳皮質のアセチルコリン減少とアセチルコリン合成酵素の活性低下が見出され，1980年代にはそれがマイネルト基底核の変性によることが明らかにされました．アセチルコリンの低下と認知症の重症度が並行することから，ADにおける記銘力低下は，マイネルト基底核から投射されるアセチルコリン作動性ニューロンの脱落が原因であるとするコリン仮説が唱えられ，コリン作動性ニューロンを賦活すれば認

知症が改善すると考えられました．

　コリン作動性ニューロンの賦活にはアセチルコリンの産生増と分解抑制の2つの方法が考えられ，最初にアセチルコリンの基質または前駆体であるレシチンやコリンなどを投与して産生増が試みられましたが無効でした．一方のアセチルコリン分解抑制にはコリンエステラーゼ阻害薬が試みられました．最初に用いられたコリンエステラーゼ阻害薬はフィゾスチグミンですが，特異性が低く作用時間は短く，嘔気・嘔吐などの消化器症状が高頻度に生じたため，臨床的な有用性は低いものでした．フィゾスチグミンと一部類似構造を有する可逆的コリンエステラーゼ阻害薬のタクリンは，第Ⅰ～Ⅲ相試験にてはじめて認知機能改善効果が認められ，初のAD治療薬として1993年にFDAから認可されました．しかし，認知機能に対する効果が軽微である一方，副作用，特に肝障害の頻度が高いことから，ドネペジルの出現以後は海外での使用も激減しました．

● ドネペジル（アリセプト®）

　本薬は，初の実用的AD治療薬としてわが国で開発され，海外でも広く用いられているアセチルコリンエステラーゼの選択的阻害薬です．脳内アセチルコリン量を増加させ，脳内コリン作動性ニューロンを賦活します．小腸などの末梢組織にはブチリルコリンエステラーゼが存在しますが，脳ではアセチルコリンエステラーゼの比率が高くなっています．本薬はアセチルコリンエステラーゼへの選択性が高く，ブチリルコリンエステラーゼが阻害されることによる末梢性の副作用が少ないことが利点です．阻害は可逆的で，結合と解離を繰り返します．血漿中半減期が長いことから，投与は1日1回でよく，生体利用率が高く，脳移行性が高いです．タクリンと比べた利点は，①作用時間が長い，②アセチルコリンエステラーゼに対する特異性が高く末梢への影響が少ない，③肝障害の頻度が低い点です．

● ガランタミン（レミニール®）

　マツユキソウ（Caucasian snowdrop, Galanthus woronowii）から抽出されたアルカロイドで，可逆的なアセチルコリンエステラーゼ阻害活性を有する競合的拮抗薬です．同時にニコチン性アセチルコリン受容体に対するアロステリックな増強作用（allosterically poteniating ligand：APL作

用）を有していることから，ニコチン性アセチルコリン受容体の感受性を高めることが示されています．

- リバスチグミン（リバスタッチ® パッチ，イクセロン® パッチ）

　リバスチグミンは，アセチルコリンエステラーゼとブチリルコリンエステラーゼの両方に対する阻害作用を有する薬剤です．ADの進行に伴って脳内でもブチリルコリンエステラーゼの関与がより深くなってくることが報告されており，両方のコリンエステラーゼを阻害する効果が期待されて，従来のコリンエステラーゼ阻害薬（ドネペジルなど）よりも効果が高いとの報告があります．コリンエステラーゼ阻害薬のなかで最も吸収がはやく，排泄もはやいです．アセチルコリンエステラーゼと結合すると分離が遅い（偽非可逆性）ため，約10時間にわたって阻害作用が持続します．

　低分子であることからパッチ剤が開発され，1日1回貼付することで効果を示す経皮吸収型製剤が使われています．軽度および中等度のADにおける中核症状の進行を抑制します．投与が簡便で，かつ使用状況が視覚的に確認でき，服薬管理が容易になります．消化器に対する影響が少なく，他の薬剤との併用の影響も少ない治療剤です．

2）NMDA受容体拮抗薬

- メマンチン（メマリー®）

　メマンチンは，アマンタジンと共通骨格をもつグルタミン酸NMDA（N–methyl–D–aspartic acid）受容体に対する非競合アンタゴニストです．NMDA受容体に結合し，その働きを抑制することにより脳神経細胞の過剰な興奮による神経興奮毒性に対する保護作用があります．ただし，正常な伝達までは遮断しないため，生理的な神経興奮には影響しません．麻酔作用はなく，幻覚などの統合失調症様の副作用もみられません．**コリンエステラーゼ阻害薬以外でADに適応を有する唯一の薬剤**として，中等度〜重度のADの治療薬として用いられています．米国ではアセチルコリンエステラーゼ阻害薬との併用が標準的な治療法となっています．

2 治療の基本原則—治療方針の立て方

ADの治療は中核症状と周辺症状に分けて考えます．ここでは，中核症状に対する治療法について概説します〔周辺症状の治療については第4章-2）周辺症状（BPSD）を参照〕．

1）薬物療法

中核症状に対しては，症状の改善を目的としてドネペジル（アリセプト®），ガランタミン（レミニール®），リバスチグミン（リバスタッチ®パッチ，イクセロン®パッチ）などのアセチルコリンエステラーゼ阻害薬や，NMDA受容体拮抗薬のメマンチン（メマリー®）を投与します．アセチルコリンエステラーゼ阻害薬はADで低下しているアセチルコリン濃度を増加させます．NMDA受容体拮抗薬は，NMDA受容体に結合し，その働きを抑制することにより，過剰なグルタミン酸による脳神経細胞の過剰な興奮や細胞傷害，細胞死を抑制する作用があります．

2）認知機能低下以外の精神症状への対応

認知機能低下以外の精神症状が問題となる場合がありますが，妄想，興奮，攻撃性などには抗精神病薬，抑うつ症状などに対しては抗うつ薬，躁状態に対しては気分安定薬などが用いられます．基本的に薬剤を少量から使用して，不必要な副作用を避けることがポイントとなります．

3）心理・社会的な治療法

ADの治療は薬物治療のみでは成り立たず，日常生活におけるアドバイスや介護保険を中心とする社会資源の利用を促すことで，介護者の肉体的および精神的負担の軽減にも配慮をする必要があります．

心理・社会的な意味で生活機能の改善を目指す治療法としては，回想療法，リアリティオリエンテーション，芸術療法などが用いられています．生活指導としては，ADであってもできることはたくさんあるので，**現在できていることや趣味などはなるべく続ける**ようにし，介護保険の申請を進

めます．社会資源を利用することで，患者さんの機能維持に役立つだけでなく，介護者の負担軽減が得られます．介護者に精神的にゆとりがないと介護にも影響を与え，周辺症状の出現につながります．負担の軽減があれば，介護者のストレスが軽くなり，より良い介護へとつながっていきます．車の運転をしている患者さんには，運転免許証の返上を促します．財産の管理や将来の生活全般について成年後見制度の利用を説明しておくことも必要です．

3 治療開始のタイミング

　ADの重症度に応じて，それぞれの薬剤の特徴を考慮して治療薬を選択します．アセチルコリンエステラーゼ阻害薬は，軽度の状態から使用可能で，薬の投与開始時期はADと診断したときということになります．**ドネペジルは軽度〜高度までのADのすべての病期に適応があります**．一方，**ガランタミンとリバスチグミンは軽度〜中等度**に限定されます．剤型は製品によって通常錠や口腔内崩壊錠，散剤，ゼリー剤，パッチ製剤があります．服薬できない場合や拒薬がある場合はパッチ製剤を選ぶとよいでしょう．**メマンチンは中等度〜高度**のADに適応があり，他のコリンエステラーゼ阻害薬との併用が可能です．

　また，これらの薬剤の主たる効能は，「症状」の進行抑制なので，ADの診断が確かであれば，早期から投与して，良い状態を少しでも長く維持させることをめざします．実際，早期に治療開始した患者さんのほうが，その後の全般的機能や認知機能の悪化が少ないという報告もあります．最近の研究では，AD患者さんが認知症の段階になったとき，あるいはその前段階の軽度認知障害（mild cognitive impairment：MCI）の段階でも，脳内のアルツハイマー病理過程はかなり進行していることが明らかになっています．したがって，**症状が軽くても疾患としてはある程度進行していると考えるべき**です．また，コリンエステラーゼ阻害薬には海馬や全脳の萎縮の進行を遅延させる効果も報告されており，神経保護作用を有する可能性もあります．

ただし，注意すべき点はMCIの基準を満たす患者さんの原因疾患はADに限らず，うつ病などもあるため，すべてのMCI患者にコリンエステラーゼ阻害薬を投与してよいわけではない点です．あくまでもADの診断を正確に行うことが前提です．

4 各薬剤の使い分け

現在のところ，コリンエステラーゼ阻害薬3種類の認知機能低下の進行抑制効果については差がないとされています．各薬剤のメタアナリシスによると，ドネペジルは抑うつ，不安，アパシーを軽減し，リバスチグミンは幻覚と興奮を軽減し，ガランタミンは不安を軽減し，脱抑制の悪化を抑制します．メマンチンは妄想，興奮を軽減し，易刺激性の悪化を抑制します．したがって，**これらの薬の使い分けは，服用回数，合併症，剤形，価格，行動・心理症状，BPSDなどで決める**ことになります．

5 典型的な経過

効果判定の時期や方法について，わが国で特に推奨されているものはありません．海外のガイドラインでは6カ月後に評価するとされていますが，評価法については明確に記載されていません．臨床場面では，家族や介護者からの情報とMMSE（Mini Mental State Examination）のような認知機能検査の結果などをもとに効果を判定することになります．家族が期待するのは記憶障害の改善ですが，改善を実感できる患者さんは少ないです．どの抗認知症薬においても改善を認めやすい症状は，意欲低下，注意・集中力の障害です．効果の判定には，これら症状の改善の有無を患者さんの介護者に確認してもらうのがよいでしょう．具体的には，言葉数が増えたか，何かをしようとすることが多くなったか，表情が明るくなったか，などを尋ねるとよいでしょう．

6 経過に応じた薬剤の調整（増量，減量，中止）

1）重症度の評価のしかたとそれによる薬剤変更

　　ドネペジルは軽度〜重度まで，すべての段階のADに適応があります．これに対し，ガランタミンとリバスチグミンは軽度と中等度の患者さんに，メマンチンは中等度と重度の患者さんに適応を有しています．保険適用の点からは，中等度からはメマンチンを併用し，重度の症例ではドネペジルを10 mgに増量することも可能です．

　　軽度認知症レベルとは，銀行などの手続きも含めた財産管理ができない，買い物で必要な物を必要な量だけ買うことができない，パーティーの段取りのような複雑な作業はできないが，家庭内の日常生活には支障が生じていない段階です．中等度認知症レベルとは，時期や場面にあった服を選べない，入浴をときどき忘れるなどが生じ，日常生活にある程度の介護が必要な状態となります．重度認知症レベルとは，服を着ることができない，入浴に介助が必要，トイレがうまく使えないなど，日常生活に多大な介助が必要な状態です．しかし，ADは緩徐に連続的に進行するため，どこまでが中等度でどこからが重度かの線引きをすることは困難であり，その境界には幅があります．臨床の場では，**介護者や家族から日常生活上の障害に関する情報を聴取し，中等度，重度への移行を判断**します．同時に，**患者さんや家族の進行に対する不安，増量の意向なども聞いたうえで，総合的に判断**します．家族が明らかに進行したと感じ，これに対して何とかしてほしいという気持ちが強い場合は，日常生活のごく一部のみで次の段階に移行した可能性がある程度でも，追加や増量を検討します．

　　ADにコリンエステラーゼ阻害薬を使用していても，症状が進行して中等度認知症レベルに至ったときにはメマンチンの併用を考慮します．中等度の段階ではじめてADと診断された場合には，コリンエステラーゼ阻害薬のほうがメマンチンよりも認知機能に対する効果が大きいため，コリンエステラーゼ阻害薬を先に処方するほうがよいでしょう．ただし，患者さんの身体的既往症，合併症，精神行動障害によってはメマンチンを先に投与する場合もあります．しかし単独処方よりも両薬剤を併用することによっ

て進行抑制効果が増すため，基本的には併用処方をめざすとよいでしょう．

2）薬剤の効果の判定

ADは進行性の疾患であることから，大きな変化がないというのも効果があると考えてよいでしょう．**投与前と同様に投与後も悪化している場合には，他剤への変更を検討します**．患者さん自身や家族がさらなる改善を期待して他剤への変更を希望する場合には変更してよいでしょう．

3）薬剤中止の判断

抗認知症薬をいつまで投与すべきかについては，現在のところコンセンサスはありません．現在の抗認知症薬は根本治療薬ではないので，投薬の目的は，症状の進行抑制によって患者さんの生活の質を良い状態に維持することです．**非常に進行して，自発運動や発語がなく，食事やアイコンタクトもとれない状態になれば，生活の質が良くなる可能性が非常に低く，投薬の中止を検討**します．中止して，もしも悪くなれば再投与します．

投薬の中止の話題が出るときは進行期であることが多く，進行期の患者さんに対する家族の心情，悩みなどを受け止めることも重要です．食事がとれなくなった場合に胃瘻をどうするのか，どこまで治療をするのか，人工呼吸器の使用を希望するのか，などについて家族と医療者側で相談する必要があります．

7 注意すべき副作用と副作用が出たときの対応

コリンエステラーゼ阻害薬に共通する副作用で代表的なものは，**嘔気・嘔吐などの消化器症状**です．そのために，すべての薬剤は少量から開始したのちに漸増することになっています．副作用のために規定通りの増量ができない場合は，慣れるまで低用量を維持するか，他剤への変更を考慮します．経口薬に比べて，経皮パッチ製剤は消化器症状の出現が若干少ないとされます．

消化器症状のほかに注意すべき点は，コリンエステラーゼ阻害薬による

徐脈です．低用量では問題にならなかった例でも，**高用量に増量した際に徐脈や低血圧が起きることがある**ので注意する必要があります．また，稀ではありますが，運動症状として**パーキンソニズム**が出る例があるので注意深く観察することが大切です．

経皮パッチ製剤特有の有害事象としては，貼付部位の発赤や皮疹があげられます．薬剤の薬理作用としての局所の血管拡張や充血がみられるほか，粘着剤や基剤による接触性皮膚炎などの複合要因があります．**貼付部位の保湿**に留意し，**同一部位への貼付を避け**，必要に応じてステロイド外用薬を塗布するとよいでしょう．

メマンチンは，わが国の市販後調査で，**めまい**や**眠気**などの副作用を認める例が少なくないことが明らかになりました．規定では5 mgから開始して，1週間ごとに5 mgずつ増量することになっていますが，2〜4週間ごとに増量することで，副作用の発現が防止できることがあります．

どの薬剤でも著効したときに目立つ症状は，意欲や活動性，注意・集中力の改善で，すなわち精神機能が賦活される方に向かいます．一方，この賦活作用が**焦燥**や**興奮**という症状として現れる可能性があります．焦燥や興奮が出現した患者さんは，薬剤が過剰に作用したと考えることもできるので，まず中止や減量をした後に，投薬量を調整したり環境を調整したりして治療薬の再投与ができないかを模索することも必要となります．

8 専門医へ紹介するタイミング

かかりつけ医から専門医への紹介のタイミングは以下の場合です．
・家族が心配して来院したとき
・本人が心配して相談したとき
・急に様子が変わったとき
・認知症を疑うが確信がもてないとき

専門医の立場からは，MCI〜早期の認知症の段階で紹介いただくと，治療の効果が上がりやすく，患者さんの利益となります．また診断未確定の

認知症や，急速な発症，悪化を示す認知症，問題行動やBPSDに困った事例，身体合併症への対応に，専門医への紹介が必要となります．

> **Point**
> - 根本的治療薬のないアルツハイマー型認知症の薬物療法は，中核症状に対する治療と周辺症状（BPSD）に対する治療に分けて考える
> - 中核症状にはアセチルコリンエステラーゼ阻害薬とNMDA受容体拮抗薬が使われている
> - 根本的治療になるdisease modifying drugは，まだ臨床応用には至っていない

第4章 認知症の治療

1）中核症状
② レビー小体型認知症

内藤　寛

　レビー小体は，ドパミン，ノルアドレナリン，セロトニン，アセチルコリンを分泌する神経細胞に好発する円形・好酸性の細胞質封入体で，主な構成成分はα-シヌクレインと，それに結合するユビキチン・ニューロフィラメントタンパク質などです．

　レビー小体病は，中枢神経系から末梢の自律神経系に至るまでレビー小体が出現する神経変性疾患で，その代表的な疾患がパーキンソン病とレビー小体型認知症（dementia with Lewy bodies：DLB）です．パーキンソン病では，中脳黒質のドパミン神経や，青斑核，迷走神経背側核，末梢の自律神経節にレビー小体が好発します．一方，DLBでは，大脳皮質やマイネルト基底核にもレビー小体が広範に出現します．DLBは，高齢者の認知症の原因疾患のなかで，アルツハイマー型認知症（Alzheimer's disease：AD），血管性認知症に次いで高頻度であると考えられています．

1 使用される薬剤の解説

　DLBの治療を行う際には，中核症状となる認知機能障害の治療と，随伴する行動異常や精神症状（behavioral psychological symptoms of dementia：BPSD）に対する治療，さらに合併する運動症状であるパーキンソン症状に対する治療について，常に並行して考える必要があります．

　DLBでは，アセチルコリンの起始核であるマイネルト基底核にレビー小体が出現するため，神経細胞の変性・脱落がADよりも強いとされています．また，大脳皮質のアセチルコリン濃度がADよりも低いことから，ADの治療薬である**コリンエステラーゼ阻害薬**が効果的であるとされています．ドネペジル，リバスチグミンには，DLBの認知機能，特に注意機能，幻覚，

妄想，アパシー，抑うつ，認知機能の変動に対する改善効果が報告されています．すでに欧米では，リバスチグミンなどのコリンエステラーゼ阻害薬がDLBの認知機能障害やBPSDの治療に用いられています．しかし，現在わが国ではDLBに対してコリンエステラーゼ阻害薬の保険適用はありません．**メマンチン**には，幻覚，妄想，睡眠障害，食行動異常に対する効果が報告されています．

運動症状に最も有効で，副作用が少ない治療薬は**レボドパ**であり，パーキンソニズムの治療における標準薬となります．他の抗パーキンソン病薬も用いられ，一定の効果がある一方で，認知症その他の精神症状には効果がありません．**抗コリン薬は認知機能を悪化させる可能性があるため，使用を避けるのが一般的**です．

2 治療の基本原則

DLBでは，主に認知機能障害と随伴するBPSDの改善を目的として，コリンエステラーゼ阻害薬や非定型抗精神病薬が使用されていますが，DLB患者は**従来の抗精神病薬に過敏で，少量でも副作用が出やすく**，その使用を中断せざるを得ないことがあります．

DLBの運動症状（パーキンソニズム）に対しては，パーキンソン病に準じてレボドパが推奨されます．しかし，レボドパで精神症状が出現したり悪化したりする可能性があります．また，レボドパは長期間の治療中に効果の減弱や変動，不随意運動などの副作用が出現しやすいので，ドパミンアゴニストやモノアミン–B阻害薬などが併用されます．認知機能を低下させたり精神症状を悪化させる可能性のある抗コリン薬やアマンタジンは特に理由がない限り推奨されません．

以上の薬の投与は，少量から開始し，有害事象が生じていないかどうかを観察しながらゆっくり増量し，必要最低限の量を心がけます．

3 治療開始のタイミング

　DLBの患者さんは，意欲低下のため考えるのが面倒になり，依存的になって何でも周りの人に頼ります．昼間も寝ていることが多くなり，意識障害と間違われることもあります．鮮やかな幻視を伴うのも特徴で，亡くなった親が出てきたり，知らない人が自宅に住み込んでいると言ったりします（幻の同居人）．家人がこのような生活機能障害に気づいた時点で，治療介入の時期です．運動機能障害があればパーキンソニズムに対する治療も併せて行います．

4 具体的な処方例

1）認知症状，中核症状に対して

処方例

- ドネペジル塩酸塩　1回3 mg 1日1回 朝　から開始，維持もしくは適宜増量（保険適用外）

あるいは

- リバスチグミンパッチ　1回4.5 mg 1日1回　から開始，適宜増量（保険適用外）

2）運動症状に対して

処方例

- レボドパ/カルビドパ　1回100 mg 1日3回 食後

あるいは

- レボドパ/ベンセラジド　1回100 mg 1日3回 食後

これらに

- ロピニロール徐放錠　1回8 mg 1日1回 朝

3）精神症状に対して

　非定型抗精神病薬（リスペリドン，クエチアピン，オランザピン，ペロスピロンなど）の少量，短期投与を試みます．クエチアピンには興奮，幻覚，妄想に対する効果が，オランザピンには幻覚，妄想に対する効果が，リスペリドンには興奮，妄想，猜疑心，幻覚に対する効果が示されています．漢方の抑肝散にも幻覚を軽減する効果が報告されています．レム睡眠行動障害にはクロナゼパムの眠前投与がしばしば有効です．

5 典型的な経過

　パーキンソン症状と認知症の出現順序から，認知機能障害が先行するもの，あるいはパーキンソン症状が先行しても1年以内に認知機能障害が出現したものをDLBとしています．最初にパーキンソン症状が出現し，1年以上たってから認知症が加わったものは，認知症を伴うパーキンソン病とされます．また，パーキンソン病で発症した患者さんであっても，経過のなかでレビー小体が脳全体に広がることがあります．パーキンソン症状の発現から認知症に至るまでの期間はさまざまですが，高齢になるにつれて認知症が出現する頻度が増します．DLBの予後は，パーキンソン症状がある点でADよりも不良で，寝たきりになるのも早いです．

6 経過に応じた薬剤の調整（増量，減量，中止）

　パーキンソン症状に対して用いられる抗パーキンソン病薬の副作用で，幻覚や妄想はしばしば経験されますが，薬の副作用としての幻覚・妄想と，レビー小体病自体の幻覚・妄想の区別は容易ではありません．**幻覚・妄想で困るときは，まず抗パーキンソン病薬を減らす**ことが原則です．運動症状に対する薬効に比べて，幻覚・妄想を誘発しやすい薬物から減量・中止します．特に抗コリン薬は精神症状を誘発しやすいため，特別な理由がない限り，使用することは推奨されません．投薬減量の一例として，抗コリン薬→アマンタジン→ドパミンアゴニストの順に中止するとよいでしょう．

ドパミンアゴニストのなかでも，D3受容体刺激作用の強い薬剤（プラミペキソールなど）では，幻覚・妄想を誘発しやすいことがあるため，D3刺激作用の目立たないドパミンアゴニスト（ロピニロールなど）に変更することもあります．最終的にはレボドパのみを残すことになります．レボドパまで減量すると極端に体動が困難になり，寝たきりや褥瘡，誤嚥，嚥下性肺炎を引き起こすので注意が必要です．

DLBにおけるパーキンソニズムの治療目標は，動けるようにすることではなく，こころの安定を保つことです．DLB患者は意欲がないため，動けないことに対する苦痛は少ないです．無理にドパミンを補充して動かすことよりも，補充を減らして心の平静を取り戻すことも大切です．

7 注意すべき副作用と副作用が出たときの対応

認知機能障害に対して使用するコリンエステラーゼ阻害薬による副作用は比較的少ないですが，稀にパーキンソニズムの悪化がみられる場合があるので注意を要します．

行動異常や精神症状に対して抗精神病薬を使えば，幻覚・妄想を治療できますが，これらの抗精神病薬はドパミン受容体遮断作用が強く，パーキンソニズムの運動症状は確実に悪化します．DLB患者は，抗精神病薬に過敏に反応し，少量でも副作用が出やすく，症状が悪化するため，ドパミンD2受容体遮断作用の強い従来型の定型抗精神病薬の使用は慎重でなければなりません．最近では錐体外路症状が出にくい非定型抗精神病薬（リスペリドン，クエチアピン，オランザピン，ペロスピロン）が使用されています．しかし，非定型抗精神病薬で症状が悪化することや，悪性症候群をきたすこともあり，注意が必要です．受容体遮断薬の服薬期間が2週間を超えると運動症状悪化の可能性が高まるので，どうしても必要なときのみ処方し，2週間以内の服薬にとどめます．

8 専門医へ紹介するタイミング

　一般のかかりつけ医から専門医療機関への紹介は，まず特徴的な症状からDLBが疑われた際に，診断の確定のために神経内科医へ紹介してください．頭部画像検査ではMRIのほか，脳血流シンチグラフィ（SPECT）が有用です．心臓交感神経機能評価のMIBG心筋シンチグラフィもレビー小体病の診断に有用です．これらの検査機器を有する専門医療機関の神経内科への紹介が望ましいでしょう．また，運動症状の悪化に対しては，定期的に神経内科医のアドバイスを求めるとよいでしょう．精神症状の増悪に対しては，精神科医との連携も必要になりますが，投薬内容が錯綜することが多く，かかりつけ医，神経内科医，精神科医の連携が必要になります．

Point
- レビー小体型認知症は，アセチルコリンの起始核であるマイネルト基底核の変性・脱落がアルツハイマー型認知症よりも強いとされている
- 中核症状である認知機能障害の治療と，随伴する行動異常や精神症状に対する治療，合併するパーキンソン症状に対する治療について考える必要がある
- 従来の抗精神病薬に過敏で，少量でも副作用が出やすく，その使用を中断せざるを得ないことがある

第4章 認知症の治療

1) 中核症状
③ 血管性認知症

北村　伸

1 治療の基本原則

1) 脳血管障害に対する治療

　血管性認知症の中核症状に対するアルツハイマー型認知症のような治療薬はありません．治療としてできることは，**言語や認知機能に対するリハビリテーションが主体**です．以前は脳循環代謝改善薬が数多くあり，脳梗塞後の症状を軽減するために用いられていました．しかし，再評価が行われ，多くの薬剤が販売中止となっています．現在残っているのは，ニセルゴリン，イブジラスト，イフェンプロジルの3剤です（**表**）．ニセルゴリンは，脳梗塞後遺症に伴う慢性脳循環障害による意欲低下に対して改善効果が認められており，血管性認知症で意欲低下が目立つ患者には使用されています．メタアナリシスでは認知症に有効であることが示唆されています[1]．イブジラストとイフェンプロジルは，脳血管障害後のめまいに対して改善効果が示されていますが，認知機能の改善は認められていません．イブジラスト，ニセルゴリン，そしてイフェンプロジルには抗血小板作用があり，再発予防に役立つかもしれません．

　血管性認知症の認知機能を直接改善するものではありませんが，アマンタジンを投与することがあります．アマンタジンは，脳梗塞後遺症に伴う意欲・自発性低下を改善することが認められています（**表**）．血管性認知症においても意欲・自発性低下は認知機能評価に影響を与えますから，中核症状を改善する薬ではありませんが使用されることがあります．

2) 再発の予防

　脳血管障害の再発があると症状は悪化しますから，**再発の予防**をして，

表 ● 血管性認知症の症状改善に用いられる薬剤

薬剤名	効果	投与量
ニセルゴリン	意欲低下改善	5 mg錠を3錠/日
イブジラスト	めまい改善	10 mgカプセルを3カプセル/日
イフェンプロジル	めまい改善	20 mg錠を3錠/日
アマンタジン	意欲・自発性低下の改善	50 mg錠を2～3錠/日

認知機能が悪化しないようにすることが基本です．再発予防のためには，脳血管障害の危険因子をもつ人にはそれをコントロールすることが必要です．危険因子には，高血圧，糖尿病，脂質異常症，心房細動，喫煙，飲酒などがあります．

● 高血圧の管理

高齢者の血圧は140/90 mmHg未満，若年・中年者は130/85 mmHg未満，糖尿病や腎障害合併例には130/80 mmHg未満を降圧目標にします．Ca拮抗薬，利尿薬，アンジオテンシン変換酵素（ACE）阻害薬，アンジオテンシンⅡ受容体拮抗薬（ARB）などが降圧薬として選択されます．

● 糖尿病の管理

糖尿病は血管性認知症だけでなく，アルツハイマー型認知症の危険因子でもあります．したがって糖尿病では，血糖のコントロールが必要です．PROactive Studyの脳卒中発症サブ解析で，脳卒中の既往のある2型糖尿病患者ではピオグリタゾンによる脳卒中発症抑制効果が示されています[2]．

● 脂質異常症の管理

脂質異常症にはHMG-CoA還元酵素阻害薬（スタチン）を投与して，LDLコレステロールをコントロールしておくべきです．スタチンの大規模臨床試験がいくつか実施されていますが，脳卒中発症率は低下することが示されています．シンバスタチン，アトルバスタチン，プラバスタチンが用いられます．

● 心房細動の管理

心房細動は脳塞栓の危険因子ですが，心原性脳塞栓発症予防のためにはワルファリンが投与されます．脳卒中，一過性脳虚血発作（transient ischemic attack：TIA）の既往のある人，うっ血性心不全，高血圧，75歳

以上，糖尿病のいずれかの危険因子を2つ以上もっている非弁膜症性心房細動（non-valvular atrial fibrillation：NVAF）患者にはワルファリン投与が推奨されています．上記した危険因子が1つあるNVAF患者にもワルファリン投与が再発予防によいと思います．PT-INR（prothrombin time-international normalized ratio）2.0～3.0がコントロールの目安ですが，70歳以上のNVAF患者では，1.6～2.6にコントロールします．近年ワルファリンに替わる薬剤として，ダビガトラン（プラザキサ®），アピキサバン（エリキュース®）も使用できるようになりました．これらの薬剤の場合には，PT-INRを測定して指標とする必要がありません．

　生活指導として，喫煙は脳梗塞とくも膜下出血の危険因子であるので，禁煙を勧めます．アルコールは，多量に摂取することは避けるように指導します．

2 治療開始のタイミング

　血管性認知症と診断されたら脳血管障害の発症予防をすぐに始めます．リハビリテーションについては，可能な施設に紹介をして実施をしてもらうことが多いと思います．しかし，脳血管障害を起こしてから時間が経っているとリハビリテーションによる改善はあまり期待できません．脳血管障害の発作後，速やかにリハビリテーションを行うことが大切です．

3 具体的な処方例

1）症例1

　多発性脳梗塞のある血管性認知症の患者．高血圧症を合併しています．意欲低下が目立ち，自発的に行動せず1日中ボーッとしているようにみえる例です．

> **処方例**
> - アマンタジン 50 mg錠 1回1錠 1日2回 朝夕食後 14日分
> - アムロジピン 5 mg錠 1回1錠 1日1回 朝食後 14日分
> - クロピドグレル 75 mg錠 1回1錠 1日1回 朝食後 14日分

　脳梗塞の既往があるので，再発予防のための治療と高血圧のコントロールを行います．そして，意欲低下や自発性低下は，日常生活に影響を与えるので，改善を図る薬剤を投与します．高血圧症に対しては，血圧コントロールのためにアムロジピンを投与し，意欲低下と自発性低下に対して，アマンタジン（シンメトレル®）を投与します．脳梗塞再発予防のために血小板凝集抑制作用をもつクロピドグレルを加えました．

2）症例2

　NVAFがあり，脳塞栓後の血管性認知症で，頻回にめまいの訴えがあり，日常の活動に影響を与えている例です．

> **処方例**
> - イフェンプロジル 20 mg錠 1回1錠 1日3回 朝昼夕食後 14日分
> - ワルファリン 1 mg錠 1回2錠 1日1回 朝食後 14日分

　認知機能を改善する薬剤はありませんが，めまいのため日常生活動作に影響があるので，めまいを改善する作用のあるイフェンプロジルを投与します．脳塞栓再発予防のためにワルファリンを投与して，PT–INRを2.0〜3.0にコントロールします．めまいに対しては，イフェンプロジルの代わりに，イブジラスト 10 mgカプセル 1回1カプセル 1日3回 朝昼夕食後 14日分でもよいでしょう．ワルファリンでなく，ダビガトラン 75 mgカプセル 1回2カプセル 1日2回 朝夕食後 14日分でもよいでしょう．

3）症例3

　高血圧を伴うビンスワンガー型血管性認知症で，周囲への関心がなく，自分から何か行動することのない例です．

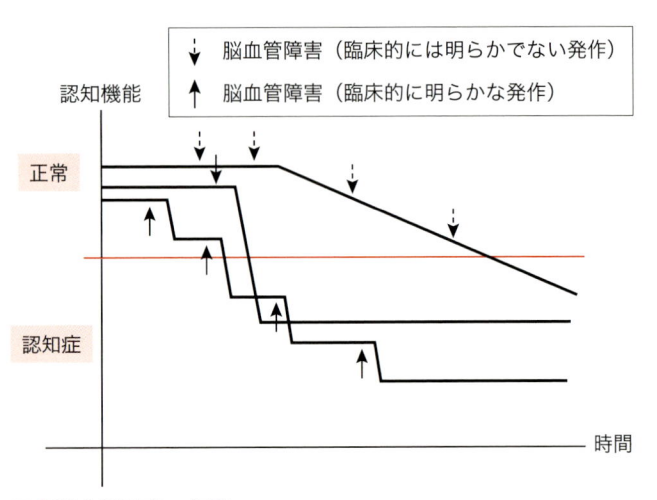

図●脳血管障害の経過

> **処方例**
> - ニセルゴリン 5 mg錠 1回1錠 1日3回 朝昼夕食後 14日分
> - アムロジピン 5 mg錠 1回1錠 1日1回 朝食後 14日分
> - ロサルタンカリウム 50 mg錠 1回1錠 1日1回 朝食後 14日分
> - シロスタゾール 100 mgOD錠 1回1錠 1日2回 朝夕食後 14日分

　周囲への関心がなく，自発性の低下があるので，ニセルゴリンを投与します．高血圧に対して，降圧薬を投与しますが，この例ではアムロジピンとロサルタンカリウム（ニューロタン®）の2剤が必要でした．血小板凝集抑制作用のあるシロスタゾールを再発予防のために選択しました．代わりにクロピドグレルを用いてもよいと考えます．

4 典型的な経過

　血管性認知症の経過を図に示しました．典型的な経過は，**脳血管障害発作後に認知機能が低下**していることに気づかれ，以後その状態が目立った変化なく続きます．そして，その後に脳血管障害を再発すると，認知機能が一段悪化した状態になります．すなわち，**階段状の悪化**をたどることになります．ビンスワンガー型認知症の場合は，長期間認知機能の低下が同

様の状態で続いたり，少し改善がみられたりすることがありますが，結局は階段状に悪化していくことが多いです．なかには，脳血管障害の再発はないのに認知症症状がゆっくりと悪化していくこともあります．このようなときは，**アルツハイマー型認知症などの神経変性性認知症の合併を考慮**しなくてはいけません．血管性認知症の場合，中核症状に対する治療薬はないので，前述のような薬物治療をしても認知機能に目立った改善がないことが多いです．しかし，リハビリテーションにより言語機能を含めた認知機能に改善が認められ，薬物療法で意欲・自発性に改善がみられ，認知症症状が少し改善する経過もあります．

5 経過に応じた薬剤の調整

血管性認知症の中核症状に対する治療薬はないですが，経過中に自発性・意欲低下が出現したときには，アマンタジン，ニセルゴリンなどを投与することがあります．めまいの訴えがひどく，生活にも影響を与えているときは，イフェンプロジルやイブジラストの投与を考えます．症状が改善したら，薬剤の減量中止を試みることも必要です．降圧薬，糖尿病治療薬，脂質異常症治療薬，抗血小板凝集薬，抗凝固薬などの脳梗塞再発予防に対しての薬剤は継続した投与が必要で，コントロールの状態に応じて薬剤の調整をします．

6 注意すべき副作用と副作用が出たときの対応

脳血管障害再発予防に関する薬剤を除いた血管性認知症で使用される可能性のある薬剤について述べます．

アマンタジンは，尿中に排泄されるので腎障害のある人には投与量を注意します．中枢神経系の副作用としては，睡眠障害，幻覚などがあります．ニセルゴリンの副作用は，悪心，食欲不振，発疹，便秘などで，問題となるような副作用はありません．イフェンプロジルは，脳出血急性期，脳梗塞発作直後には使用しません．副作用には，口渇，悪心，嘔吐，食欲不振

などがありますが，重篤なものはありません．イブジラストには，食欲不振，嘔気，発疹などの副作用がありますが，いずれも重篤なものはありません．どの薬も，副作用と考えられる症状があったときは中止をして経過をみなくてはいけません．

7 専門医へ紹介するタイミング

　血管性認知症と診断したら，かかりつけ医で診療の継続が可能なことが多いと思います．リハビリテーションが必要と判断されたときは，それができる専門施設に紹介するのがよいと思います．**認知症が急に悪化したときは，脳血管障害の再発も疑われますから専門病院に紹介**をするのがよいと思います．そして，徐々に認知症が悪化してくるときには，アルツハイマー型認知症などの神経変性疾患の可能性を考えて，専門病院に紹介して，精査をしてもらうことが必要です．

Point
- リハビリテーションと再発予防
- 意欲低下にはニセルゴリンかアマンタジン投与
- めまいにはイブジラストかイフェンプロジル投与

文献・参考文献

1) Fioravanti, M., Flicker, L. : Efficacy of nicergoline in dementia and other age associated forms of cognitive impairment. Cochrane Database Syst Rev, 2001 (4) : CD003159
2) Wilcox, R., Bousser, M. G., Betteridge, D. J., et al. : Effects of pioglitazone in patients with type 2 diabetes with or without previous stroke:results from PROactive (PROspective pioglitAzone Clinical Trial In macroVascular Events 04) . Stroke, 38 : 865-873, 2007

第4章 認知症の治療

1）中核症状
④ 前頭側頭葉変性症

尾籠晃司

1 治療の基本原則

　前頭側頭葉変性症（frontotemporal lobar degeneration：FTLD）は，前頭側頭型認知症（frontotemporal dementia：FTD），進行性非流暢性失語（progressive nonfluent aphasia：PNFA），意味性認知症（semantic dementia：SD）の3つを合わせた概念です．頻度としてはPNFAはごく稀で，ほとんどはFTDかSDです．SDは語義失語，意味記憶障害など特有の認知機能障害がありますが，進行するとFTDと同様の精神症状，行動障害を呈します．

　認知症の中核症状とは通常認知機能低下のことを指し，BPSD（behavioral and psychological symptoms of dementia）と区別されますが，**FTLDにおいては初期には認知機能の低下は目立たず，行動障害，精神症状が主体**となることがほとんどです．したがって治療も認知機能の改善をめざすのではなく，これらの症状のコントロールが主体となります．その意味では，FTLDにおいてはむしろ行動障害，精神症状が中核といえる症状ですので，ここではそれらFTLDに特有の症状の治療について主に述べます．これらの症状の治療においては，他の認知症疾患同様，**非薬物療法を第一に行う**ことが求められます．その内容としては介護者への疾患教育や疾患の特徴を利用したアプローチです．根治的な薬物療法はなく，**対症的に向精神薬（抗精神病薬，抗うつ薬，抗不安薬など）を用いる**ことになります．

　FTLDの認知機能障害に対して有効性が確認されている薬物は現在のところありません．アルツハイマー型認知症（Alzheimer's disease：AD）の治療薬4種類に関してFTLDに応用した結果の報告がいくつかありますが，

結果は一定せず，精神症状や行動障害をかえって悪化させたという報告もありますので，安易に使うべきではありません．

2 治療開始のタイミング

多くのFTLD患者は認知機能障害のためではなく，行動障害のため受診します．したがって受診したときにはすでに緊急の対応を迫られることもしばしばです．例えば暴力によって家族が危険にさらされているような場合は，直ちに専門医または精神科に相談する必要があります．医療保護入院を必要とする場合もあるからです．外来で対応できる状態であれば，家族への疾患教育，対応の工夫に関する指導から始めて，必要な症例には向精神薬を用います．

FTLDは認知症ではありますが，ADとは異なった病態をもつ疾患であり，この疾患特有の症状を理解し，それに基づいた対応を必要とします．医療者の役割として，認知症のそれぞれの疾患の性質，今後の見通し，そのために家族がなすべきことなどを教育していくことが重要ですが，特にFTLDにおいては疾患特有の症状の理解が重要です．以前とは全く違った人格になり，他人に迷惑をかけるため，家族も患者さんに対して陰性感情をもつことが多いのですが，それが疾患の症状であることを理解してもらわねばなりません．困っている行動が疾患の症状であるという医学的な説明を聞いて納得し，また今後起こりうる症状を聞くことで，その後家族はいくらか余裕をもって対応することができるようになるからです．

FTLDには根治的な薬物療法はなく，対症的な薬物療法が行われます．例えば抗うつ薬の選択的セロトニン再取り込み阻害薬（SSRI）の1種であるフルボキサミン（ルボックス®）や，同じく抗うつ薬のトラゾドン（レスリン®）において，FTLDの常同行動，興奮，焦燥などの精神症状に対する有効性が報告されています．これらの薬物はFTLDにおいては試みる価値がありますが，すべての症例に有効というわけではなく，症例に応じていろいろな薬物を試みる必要があります．

3 FTLDの非薬物療法

1）家族への疾患教育

　　　FTLDは病識がないのが特徴であり，患者本人への説明や教育はあまり効果がありません．この病気はもともとのその人らしさが失われ，人柄が変わる病気なので，家族からみると，以前はしなかったような非常識な行動をするようになり，まるで「わざと困ることをするようになった．悪い人間になった」というふうに捉えられがちです．特に万引きや痴漢などで警察のお世話になるような事件が起こると家族の不安は高まります．**本人の行動が悪気はなく病気の症状であるということの理解をしてもらうこと**がまず必要です．この理解がないと，家族は患者に対する陰性感情が強まり，関係が壊れてしまうことになります．

　家族には，まずは症状に関する医学的な説明をします．「脳の前頭葉が働かなくなっています．前頭葉は人間のその人らしさや性格を司る場所なので，本来の性格が失われているのです．抑制能力がなくなっているので，頭に浮かんだことはすぐに行動に移します．刺激に対して直接反応するロボットのような状態になっているのです」などと説明し理解を求めます．そして今後は上手な対応法の理論を覚えて，コツをつかめば，問題となる行動は減ってくることを理解してもらいます．

2）保たれている認知機能および症状の特徴を利用した対応

　　　FTLDでは，知覚・運動機能，視空間認知機能，手続き記憶などが保たれていることから，日常生活動作が保たれ，各種の作業をリハビリとして用いることが可能です．過去の患者さんの生活歴（仕事や趣味，嗜好）を把握し，活動を選択することも重要です．編み物やカラオケ，ピアノ，ダンスなど，本人の趣味を日課に組み入れられれば，常同行動，固執傾向という症状と相まって患者さんはその行為に没頭します．パズル，ぬり絵などに集中したり，同じ映画を何回もくり返し見ているなどもその例です．その間は行動異常も減少し，介護の負担は減少します．このような工夫は**ルーティーン化療法**[1]と呼ばれます．

以上は主に常同行動という症状を利用した対応ですが，**転導性の亢進**（新たな刺激に容易に注意が移ってしまう）という症状を利用した対応もよく用いられます．機嫌が悪く興奮した状態でも，隣りで歌を歌い出すとつられて歌い出し，気分転換ができるし興奮の原因となった事柄から注意がそれる，などがその1例です．

FTLDでは，一般にADと異なり，脳の後方部の機能が比較的保たれることから，日常生活動作が保たれること，記憶が保たれることがケアを検討するうえで重要です．記憶が保たれていることを利用すれば，担当の介護者を決め，一貫したケアをすること，ケアの場を決めることなどにより，なじみの関係をつくることが可能です．

3）短期入院治療

常同行動が止まらず，生活における障害が著しい場合，短期間の入院治療も有効です．例えばタバコを1日200本吸い続ける，あめ玉を一日中食べ続けるなどの行動は，入院して対象物が目の前から消えると，意外と欲しがらないのです．この行動が症状としての常同行動であったということです．症状がリセットされたら代わりに他の行動を誘導することを試み，2～3週間の間に新たに形成されるパターン化した行動を，患者さんにとって少しでもQOLの高いものにし，退院後の生活が改善するようにします．

このように，症状の理論を理解したうえで，症状を利用した対応を工夫することが重要であり，そのためにも家族への疾患教育を行います．FTLDの非薬物療法については，1990年代より科学的な根拠に基づく対応法が考えられ，実践されてきています．実際の介護の現場での経験に基づく方法，その場でのひらめきなどを共有して皆で検証していくことにより，その方法は進歩していくことが期待できます．症状の理論を知っていることが，ケアの方法のヒントとなるため，家族への十分な情報提供が重要です．家族のアイデアによりうまくいくこともしばしば経験します．

表● 各BPSDに対する薬物の推奨グレード

焦燥性興奮	リスペリドン（B），クエチアピン（B），オランザピン（B），アリピプラゾール（B）バルプロ酸（C1），カルバマゼピン（C1）
暴力・不穏	リスペリドン（C1），その他の非定型抗精神病薬（C1），気分安定薬（C1）

推奨グレード　B ：科学的根拠があり，行うように勧められる
　　　　　　　C1：科学的根拠がないが，行うように勧められる
文献2を参考に作成

4 薬物療法

　FTLDの認知機能改善効果が認められている薬物はないのですが，AD治療薬のドネペジル（アリセプト®），ガランタミン（レミニール®），リバスチグミン（イクセロン®，リバスタッチ®），メマンチン（メマリー®）はいずれもFTLDに応用された報告があります．結果は有効であったというものもありますが，脱抑制や興奮を悪化させたというものもあります．意欲低下の目立つ症例においては効果は期待できるものの，多くの症例においては症状悪化の危険性が高いといえます．

　FTLDにおいて向精神薬の処方を必要とする場合は，焦燥性興奮や不穏・暴力ですが，これらについて『認知症疾患治療ガイドライン2010』[2]においてどのように推奨されているかを表にまとめました．ここで認識しておくべきことは，いずれの薬剤も推奨グレードはあまり高くないということです．またここに挙げられていない薬においても，症例によっては効果があることはしばしばみられます．例えば古くからある定型抗精神病薬はすべて危険ということではなく，症例と投与量によっては副作用なく有効性を発揮する場合もあります．

1）抗精神病薬

● クエチアピン（セロクエル®）

　比較的錐体外路系の副作用が少ない抗精神病薬としてクエチアピンがあり，一般的に使われていますのでこれについて説明します．まず使う前に糖尿病の病歴がないかどうか確認する必要があります．クエチアピンは血

糖上昇の副作用があり，**糖尿病には禁忌**となっているからです．また，食欲増進作用があり，長期に用いる場合は**体重増加に注意**する必要があります．まずは寝る前に25 mg錠を1錠（高齢の場合0.5錠）投与します．効果には個人差が大きく，この量で過鎮静になる場合もありますが，多くは増量を必要とします．25 mg単位で増量し，興奮や暴力が激しい場合は昼間も投与します．多くの症例は75 mg/日以下で効果が出ますが，稀には300 mg/日程度まで必要なこともあります．睡眠の改善はほとんどの症例でみられ，焦燥，興奮，暴力に対しても効果が期待できます．過鎮静（昼間も傾眠，臥床がちになる）や錐体外路症状（動作緩慢，固縮など）が出現した場合は減量あるいは薬剤変更を検討します．

抗精神病薬の用法については，1日量のみを示し，細かい用法を記載していませんが，原則として夕方および寝る前に集中して用いる方が，昼間の過鎮静を起こしにくいため望ましいです．しかし，それでは効果が不十分の場合は朝や昼にも投与することを検討します．

> **処方例**
>
> - リスペリドン（リスパダール®）
>   0.5 mg～3 mg/日で用います．
>   効果は強いが錐体外路症状や過鎮静の副作用は出やすいので注意が必要です．
> - オランザピン（ジプレキサ®）
>   2.5 mg～10 mg/日で用います．
>   クエチアピンと同様，糖尿病に禁忌で体重増加に注意が必要です．
> - アリピプラゾール（エビリファイ®）
>   3 mg～12 mg/日で用います．
>   糖尿病がある患者さんにはこちらが推奨されます．

従来の定型抗精神病薬も，以下などを用いることで症状のコントロールに役立つことが期待できます．

> **処方例**
> - チアプリド（グラマリール®）25 mg〜150 mg/日
> - スルピリド（ドグマチール®）50 mg〜300 mg/日
> - レボメプロマジン（ヒルナミン®）5 mg〜50 mg/日
> - ハロペリドール（セレネース®）0.75 mg〜3 mg/日

　抗精神病薬には多数の種類があり，どの薬がFTLDに良いかという評価は固まっていません．また個々の症例においても効き方が大きく違うのが抗精神病薬の特徴です．

2）抗うつ薬

　常同行動や食行動異常に対して，フルボキサミン（ルボックス®）などのSSRIが有効という報告があります[3]．比較的少量で有効のことが多いようです．

5 経過に応じた薬剤の調整（増量，減量，中止）

　向精神薬を用いるにあたっては，効果があったからといって**漫然と使い続けない**ことが重要です．常にいくらかの副作用と引き換えに効果を得ているという考えをもっておく必要があります．特に抗精神病薬の過量投与は過鎮静やパーキンソン症状を起こし，転倒の原因となったりします．うまく効いたらその量を続けるのではなく，常に減量を検討しながら用いることが重要です．薬を減らしたことで症状が悪化しても，病気が進行して手が付けられなくなるわけではありません．悪化したら再度，薬を増やせばいいと気軽に考えて薬を減らす方が患者さんのためになります．必要とする薬物量は個人差が大きく，状態によっても大きく変わります．一定量の処方では効かない場合も副作用が出る場合もあるので，この項での処方量には幅をもたせて記載しています．

　各患者さんにおいて相性のいい薬とその量はそれぞれ異なりますが，その予測は困難ですので，自分の慣れている薬を少量から使ってみるしかありません．比較的安全性が高いのは非定型抗精神病薬ですが，定型抗精神

病薬はすべて危険というわけではありません．どの患者さんにも有効という薬はありませんので，いくつかの薬の使い方に慣れておく必要があります．

6 注意すべき副作用と副作用が出たときの対応

抗認知症薬の使用においては，易怒性，興奮，脱抑制などの症状が悪化していないか注意し，それが疑われる場合は減量や中止を検討します．

抗精神病薬の使用においては，過鎮静，錐体外路症状の出現に注意します．

7 専門医へ紹介するタイミング

初診の時点で，例えば，家族が危険にさらされるような暴力がある，危険運転で事故をくり返す，犯罪にあたる行為をくり返すなどの場合は専門医へ紹介し，入院の必要性も検討する必要があります．

抗精神病薬の使用に慣れていなければ，それが必要と考えられる時点で専門医に紹介する必要があるでしょう．しかし，チアプリド（グラマリール®）程度ならば一般内科医でもあまり抵抗なく処方できると思われます．それに加えて例えばクエチアピン（セロクエル®）1剤に関し経験を積んでいけば，かなりの症例に関して非専門医でも対応可能になると思われます．

Point

- 前頭側頭葉変性症は，認知機能障害よりも精神症状，行動障害が主症状であり，そのコントロールが治療の主体となる
- 非薬物療法としては，家族への疾患教育が重要である
- 残っている認知機能を利用したリハビリテーションや，症状を利用した対応を行う
- 常同行動などへはSSRIの有効性が期待できる
- 興奮，暴力などへは抗精神病薬を使わざるをえない場合が多いが，薬物使用への習熟が求められる

文献・参考文献

1) 繁信和恵：前頭側頭型認知症の非薬物療法．『専門医のための精神科臨床リュミエール 12　前頭側頭型認知症の臨床』（池田　学 編），pp.66-73, 中山書店, 2010
2) 『認知症疾患治療ガイドライン2010』（日本神経学会 監），医学書院, 2010
3) Ikeda, M., Shigenobu, K., Fukuhara, R., et al. : Efficacy of fluvoxamine as a treatment for behavioral symptoms in frontotemporal lobar degeneration patients. Dement Geriatr Cogn Disord, 17：117-121, 2004

第4章 認知症の治療

1）中核症状
⑤ その他の認知症

内藤　寛

1 使用される薬剤の解説

　アルツハイマー型認知症やレビー小体型認知症以外の認知症においては，その中核症状に対する有効性が認められた薬剤はなく，わが国における保険適応のある薬剤も存在しません．

2 治療の基本原則

　治療の原則は，認知症の鑑別を十分に行い，治療可能な認知症を見逃さないことです．表に認知症の原因疾患を提示しましたが，アルツハイマー型認知症とレビー小体型認知症を除いた神経変性疾患では，中核症状に有効な根本治療法はありません．血管性認知症においては，**血圧の管理などの脳血管障害の進行予防**が中核症状の治療につながります．その他の原因疾患に伴う認知症では，**基礎疾患の治療**をすることで，認知症状を改善することが期待できます．ビタミンやホルモンの補充療法が有効であったり，脳外科手術が有効なこともあります．

3 治療開始のタイミング

　大脳の神経細胞は，**ひとたび機能障害を起こすと回復が難しい**ことから，「その他の認知症」の原因となる疾患の存在が確認された時点から，すみやかに治療を開始する必要があります．

表●おもな認知症の原因疾患

(1) 神経変性疾患	
①アルツハイマー型認知症	
②非アルツハイマー型認知症	レビー小体型認知症，前頭側頭型認知症，運動ニューロン病に伴う認知症，進行性核上性麻痺，大脳皮質基底核変性症　など
(2) 血管性認知症	
脳出血，脳梗塞　など	
(3) その他の原因疾患	
①内分泌・代謝性中毒性疾患	甲状腺機能低下症，下垂体機能低下症，ビタミンB_{12}欠乏，ビタミンB_1欠乏，ミトコンドリア脳筋症，肝性脳症，肺性脳症，透析脳症，低酸素脳症，低血糖症，アルコール脳症，薬物中毒　など
②感染性疾患	クロイツフェルト・ヤコブ病，亜急性硬化性全脳炎，進行性多巣性白質脳症，各種脳炎・髄膜炎，脳膿瘍，脳寄生虫，梅毒　など
③腫瘍性疾患	脳腫瘍　など
④外傷性疾患	慢性硬膜下血腫，頭部外傷後後遺症　など
⑤その他	正常圧水頭症，多発性硬化症，神経ベーチェット，サルコイドーシス　など

4 専門医へ紹介するタイミング

　認知症の原因疾患として慢性硬膜下血腫や正常圧水頭症などが疑われた場合は，すみやかに脳神経外科に紹介します．内分泌・代謝性疾患では専門診療科の助言を求めるとよいでしょう．神経系感染症，炎症，脱髄疾患は神経内科医に紹介すべきです．神経組織は脆弱なため，最適な治療のタイミングを逃がさないことが大切です．

Point

- アルツハイマー型認知症，レビー小体型認知症以外の認知症には，わが国において中核症状に対する有効性が認められた薬剤はなく，保険適応のある薬剤も存在しない
- 治療の原則は，認知症の鑑別を十分に行い，治療可能な認知症を見逃さないことである
- その他の原因疾患に伴う認知症では，基礎疾患の治療をすることで，認知症症状を改善することが期待できる

2) 周辺症状（BPSD）

石川智久, 西 良知, 池田 学

1 周辺症状：BPSDとは

BPSD（behavioral and psychological symptoms of dementia）とは，「認知症に伴い出現する行動症状や心理症状」（認知症患者にしばしば出現する知覚や思考内容，気分あるいは行動の障害[1]）のことを指し，行動症状として暴力，徘徊などが，心理症状として幻覚，妄想，不安，抑うつなどが主な症状としてあげられます（図）．

以前は記憶障害などの「中核症状」に対して「周辺症状」と呼ばれていたものに相当しますが，認知症患者さんのQOLや介護者の負担について

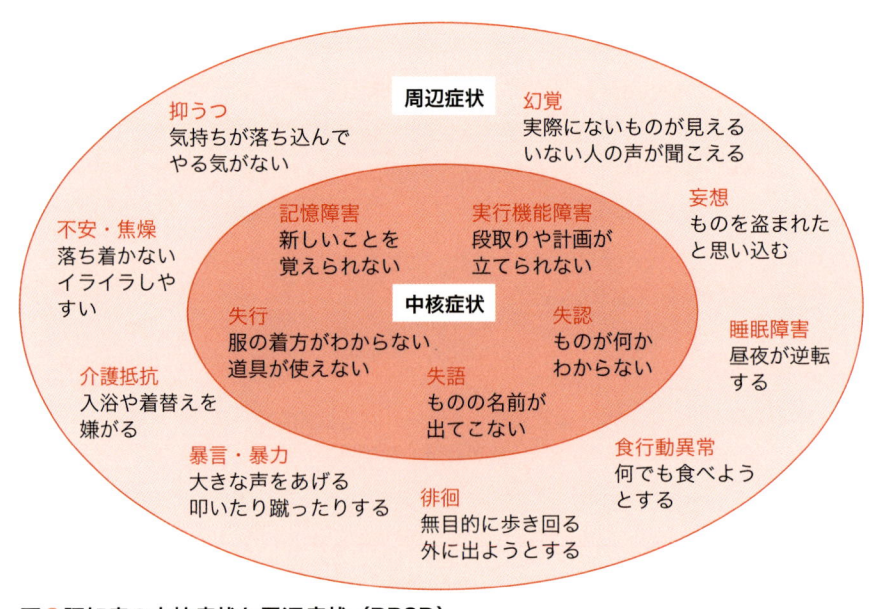

周辺症状

- 抑うつ：気持ちが落ち込んでやる気がない
- 幻覚：実際にないものが見える　いない人の声が聞こえる
- 不安・焦燥：落ち着かない　イライラしやすい
- 妄想：ものを盗まれたと思い込む
- 介護抵抗：入浴や着替えを嫌がる
- 睡眠障害：昼夜が逆転する
- 暴言・暴力：大きな声をあげる　叩いたり蹴ったりする
- 食行動異常：何でも食べようとする
- 徘徊：無目的に歩き回る　外に出ようとする

中核症状

- 記憶障害：新しいことを覚えられない
- 実行機能障害：段取りや計画が立てられない
- 失行：服の着方がわからない　道具が使えない
- 失認：ものが何かわからない
- 失語：ものの名前が出てこない

図●認知症の中核症状と周辺症状（BPSD）

表1 ● BPSDの具体例とその原因分類[3]

原因分類	BPSDの内容	介入方法
①認知機能障害に起因するもの	同じことばかり何度も尋ねる（記憶障害） 食事を食べたのに食べていないと言う（記憶障害） 家に帰ると言って出て行こうとする（見当識障害） 食べ物ではないものを食べようとする（意味記憶障害）	環境調整 行動療法的介入
②ADL障害と考えられるもの	失禁する 火の不始末が多い	環境調整 行動療法的介入
③精神症状に起因するもの	お金を盗ったと家族を責める（妄想） 些細なことで怒り出し興奮する（易刺激性） 居もしない人や物が見える（幻視） 1日中何もせず横になっている（無為） 介護に対する拒否（介護抵抗） 家族の姿が見えないと落ち着かない（不安, 焦燥）	環境調整 行動療法的介入 薬物療法

文献3より改変して転載

は，周辺症状による影響の方が大きいこともしばしばあり，レビー小体型認知症や前頭側頭型認知症のように精神症状や行動障害が中核症状である認知症もある[2]ため，BPSDという呼称が一般的になっています．

BPSDにより患者さんのQOLは低下し，介護者の負担は増大することが知られていますが，一方では適切な治療により日常生活に支障がない程度に改善する可能性があります．BPSDへの対応は，

1）BPSDを適切に評価し，治療対象となる症候を明確にする
2）非薬物的介入を行う
3）非薬物的介入で効果が不十分な場合は，十分な説明を前提とした根拠に基づく薬物療法を行う

の手順で考えていきます．

BPSDへの対応を考えるうえでは，原因別に分類する方法があります[3, 4]．**表1**に示すようにBPSDは大きく，**①認知機能障害に起因するもの，②日常生活活動（ADL）障害と考えられるもの，③精神症状に起因するもの，**に分類されます．①や②に対しては認知機能やADLの改善が必要となりますが，対応として環境調整や行動療法的介入が主となります．一方，③の精神症状に対しては，環境調整，行動療法的介入とともに薬物療法が有効となります．周囲からは目的がないようにみえる徘徊であっても，患者さん

にとっては目的があることが多く，現実検討能力の障害のため「家に帰らなければいけない」「仕事に行かなければならない」など実際には存在しない用事を思い込み出かけようとすることもあります．このような徘徊への対応は，徘徊したとしても安全な環境を整える（近所の見守り体制などを整える，施設へ入所する）か，徘徊を止めることになります．しかし徘徊を止めるには認知機能を改善するか，玄関の鍵をかけるか，活動性を下げる（鎮静する）ことになります．薬物療法としては不安や焦燥を和らげるため，SSRI（selective serotonin reuptake inhibitors，選択的セロトニン再取り込み阻害薬）のような抗うつ薬などを利用することがあります．このように，複数の選択肢のなかから，患者さんや介護者のQOLを保ちつつ，リスクも回避できるような介入方法を検討することが重要です．

2 BPSDの非薬物的介入

治療対象となるBPSD（具体的には頻度の高いもの，患者さんのQOLを下げるもの，介護者の負担が大きいもの，患者さんと介護者の生活にリスクが大きいもの）が定まれば，まずは非薬物的介入から開始します．これにはレクリエーション療法や音楽療法，回想法などの**心理療法的アプローチ**や，自由に徘徊ができる環境を作るなどの**物理的環境調整**，生活リズムを整え昼夜逆転を予防するといった**時間的環境調整**，難聴や視力障害の人の**感覚障害に対する配慮**，脱水や栄養障害を予防する**身体的配慮**などがあげられます．

また介護者の精神的ストレスを和らげる心理的介入や，家族会への参加を促すとともに，介護サービスを積極的に利用することによる**介護者の心身負担軽減**も大切となります．認知症は患者さん本人だけでなく家族を含めた介護者にも苦痛を与える疾患です．長期間に及ぶ介護により家族が疲弊し，介護者の精神状態の悪化は，本人のBPSDに悪影響を及ぼすだけではなく，場合によっては追いつめられた介護者から本人が虐待を受けてしまうこともあります．そのため介護者が認知症の原因疾患や予後，BPSDへの対処法などを適切に理解し実践するための**介護者教育**が重要となります．

3 BPSDの薬物療法[5]

　薬物療法は，非薬物的介入の効果が乏しい場合に試みることが原則です．
　2005年にアメリカ食品医薬品局（FDA）は「非定形抗精神病薬が投与された高齢認知症患者群において，プラセボ群と比較して死亡率が1.6～1.7倍高い」と報告しました[6]．FDA勧告を受け2006年に記されたアメリカ老年精神医学会のアルツハイマー病（Alzheimer's disease：AD）のケアの原則に関するposition paperでは，「**認知症のBPSDに対しては劇的に奏効する薬物はなく，効果は軽微であることを前提として，薬物を用いることのリスクと利点の両者を十分に勘案しつつ用いるべきである**」と強調されています[7]．臨床医はこのリスクを十分理解したうえで薬物療法を行う必要があります．すなわち患者さんの苦痛や介護者の負担感，生活背景などを総合的に判断し，薬物療法の効果が期待される症状にターゲットをしぼり実施することが推奨されています．現在本邦では，FDAの勧告と現在の臨床現場での薬物治療の現状とを勘案し，一部の抗精神病薬について，その使用を限定的に認めるようになっています[8]．
　薬物療法の効果が得られやすい症状としては，幻覚，妄想，興奮，不眠，うつ症状などがあり，特にADに伴う物盗られ妄想に対しては，少量の非定型抗精神病薬が有効かつ安全であると報告されています[9]．一方で，レビー小体型認知症（dementia with Lewy bodies：DLB）でよくみられる「ここは私の家ではない」と出て行こうとする誤認妄想や，配偶者の浮気を責めたてる嫉妬妄想には薬物療法の効果は乏しいといわれています．**妄想の内容や原因疾患によって薬剤への反応性が異なることから，薬物療法を行う際には原因疾患の種類やそれに伴うBPSDの詳細な内容について考慮**することが大切といえます．
　またドネペジル塩酸塩はADのBPSDを全般的に改善すると報告されています[10]が，実際の臨床場面では，ドネペジル塩酸塩の内服により興奮や易怒性が激しくなり，徘徊が増えるといったケースをしばしば経験します．これらの症状はドネペジル塩酸塩の賦活効果と考えることもできますが，もともとあったBPSDをさらに悪化させる可能性もあり，ADではBPSDの

表2 ● 疾患に特徴的なBPSD

BPSDの症状	比較的よくみられる原因疾患
意欲・活動性低下	AD，VaD，DLB，FTLD
物盗られ妄想	AD
興奮，易怒性	AD，VaD，DLB，FTLD
抑うつ状態	AD，DLB
徘徊	AD
尿失禁	AD（進行期），VaD，DLB，FTLD（進行期），iNPH（治療により治癒）
幻視	DLB
睡眠障害	DLB
食行動異常	DLB，FTLD
常同行動，暴力	FTLD

AD：アルツハイマー型認知症，VaD：血管性認知症，DLB：レビー小体型認知症，FTLD：前頭側頭葉変性症，iNPH：特発性正常圧水頭症

治療のみを目的とする使用は控えるべきと思われます．

　一方で，DLBの幻視や混乱に対しては，ドネペジル塩酸塩や他のコリンエステラーゼ阻害薬は有効であることから，BPSD治療目的での使用が推奨されます．なお，現状でDLBに対して，コリンエステラーゼ阻害薬の保険適応はありません．

　また高齢者では薬が効きすぎるなどの副作用が現れることもあるので，使用する場合はリスクについても慎重に考慮し，十分なインフォームドコンセントを行うことも大切です．

　幻覚や妄想に基づいた具体的な行動化がみられたり，それによる本人・家族のQOLが著しく低下したりする場合には専門医にコンサルトすることも考えられます．

4 疾患に特徴的なBPSD

　近年の認知症診断技術の進歩により，多くの認知症患者の鑑別診断が適切になされるようになるにつれ，BPSDについても疾患特異性が注目されるようになっています（**表2**）．疾患を問わず認知症に共通して出現する症候として捉えられていたBPSDは，脳損傷部位に特徴的な症候として捉え

られ，その対応についても疾患別モデルの開発が進められています．認知症の種類や病期によって出現するBPSDの特徴について，医療者だけでなく，介護に取り組むスタッフや家族もよく理解しておくことが大切といえます．

1）意欲・活動性低下

　　四大認知症〔アルツハイマー病（AD），血管性認知症（vascular dementia：VaD），レビー小体型認知症（DLB），前頭側頭葉変性症（frontotemporal lobar degeneration：FTLD）〕のすべてで，多くの患者さんにみられる症状で，本人の自覚が乏しくアパシーとも呼ばれます．

　　特にADの病初期には生活への支障や介護者の負担が小さいので，あまり注目されませんが，テレビを見ながらウトウトする状態が続くと筋力が低下し，ますます外出する意欲がなくなるという悪循環により，**廃用症候群**が引き起こされ，認知症の悪化や寝たきりにつながるため注意が必要です．

　　アパシーは，AD患者さんでは病初期から高度に至るまで高頻度にみられる症状ですが，抑うつ気分や自覚的な苦痛が目立ちません．アパシーに対してもコリンエステラーゼ阻害薬の内服による改善効果は期待できますが，抗うつ薬による改善効果は現状では明らかではありません．

　　もっとも効果が期待できるのは，デイサービス・デイケアの積極的な利用です．

2）物盗られ妄想

　　特にAD患者さんによくみられる妄想で，比較的初期の段階から現れます．まだ自分のことは自分でできる段階の患者さんが，突然，最も身近な介護者に対して盗みの疑いをかけ非難を始めます．AD患者さんの家族に対しては，「病気が少し進むと物盗られ妄想が出てくることがあります．そうなるとお母さんはあなたを責めますが，それはあなたが憎いからではありません．身近な人を疑うのがこの症状の特徴で，あなたが誰よりもお母さんのお世話をしている証拠なのです．悩まずに早めに相談してください」

と，あらかじめ説明しておくことは有効です．

　日本では物盗られ妄想は女性に多くみられますが，お嫁さんに盗みの疑いをかけ親戚を巻き込んだ騒動になって，お嫁さんが精神的に追い詰められてしまうこともあり，**症状が出る前に理解しておくこと**は大切といえます．

　統合失調症などでみられる妄想とは異なり，妄想が体系化したり，長期間持続することは稀で，**興味を示すことに注意を向けさせたり，逆らわず受け流す**ことでやり過ごせることもあります．また患者さんへの接し方を工夫することにより改善することもあります．デイケアなどの介護サービスを毎日利用することにより，**物理的に患者さんと介護者の接触時間を減らす**ことで，妄想の改善も期待できます．しかし程度が激しく，興奮を伴う妄想に対しては，少量の非定型抗精神病薬の利用が有効です．

処方例

- リスペリドン（リスパダール®）　OD錠 0.5 mg　1回1錠　1日1回　夕食後

3）興奮，易怒性

　認知症の経過中によくみられるもので，介護者を疲弊させる症状の1つです．まずは**興奮の原因を探りできる限り避ける**ことが大切です．また興奮時は気分が落ち着くように，穏やかな声でわかりやすい言葉で話しかけ，注意をそらしてほかのことに目を向けさせることも有効です．患者さんを安心させる介護の技術も必要となります．

　薬物療法としては，少量の非定型抗精神病薬の利用のほかに，抑肝散（消化器症状や低カリウム血症の副作用に注意が必要となる）や，バルプロ酸などの気分安定薬の利用も有効なことがあり，副作用に注意しながら行うことになります．またADと診断されていても，**後になってDLBと判明することも稀ではなく，そのような場合は抗精神病薬に対する副作用が出現しやすいこと**にも注意する必要があります．

> **処方例**
> - リスペリドン（リスパダール®）　OD錠 0.5 mg 1回1錠 1日1回 夕食後
> - 抑肝散　2.5 g包 1回1包 1日3回 食前　など

4）抑うつ状態

　認知症の経過中，しばしば抑うつ状態がみられます．ADに抑うつ状態が併発すると，認知機能障害やADL障害がさらに悪化し，介護負担が増すことが知られています．DLBでは抑うつ状態が初発症状になることも多く，老年期うつ病との鑑別が重要となります．認知症患者さんの抑うつ状態でも，**自殺のリスクを念頭におき，適切な対応が必要**となります．患者さんは，自己の能力の低下に対する不安や，自信の欠如がきっかけとなり抑うつ状態となります．無理のない活動を促し，楽しみや達成感が得られるように配慮し，介護者に対するサポート体制が充実することで，抑うつ状態の改善も期待できます．抑うつ病態が患者さんのQOLに影響を及ぼしている場合はSSRIやSNRI（serotonin noradrenaline reuptake inhibitors, セロトニン・ノルアドレナリン再取り込み阻害薬）などの抗うつ薬の内服も検討する必要があります．

> **処方例**
> - セルトラリン（ジェイゾロフト®）　25 mg錠 1回1錠 1日1回 夕食後

5）徘徊

　AD患者さんにみられる夜間徘徊の背景には昼夜の逆転があります．日中にテレビを観ながらウトウトと眠っていると，夜に目が冴えて散歩に出かけてしまうのです．徘徊は視空間の認知や場所の見当識が低下することによって起こりますが，日中自宅近くの慣れた場所であれば問題なく帰宅できる方でも，情報の少ない夜に外出すると帰れなくなります．そこで，ショートステイを短期間利用して昼間の活動量を上げ，夜は疲れて眠るという**生**

活リズムが構築できれば夜間の徘徊はかなり防ぐことができます．また夜間に家の中で迷うようなら照明を工夫して周囲を見やすくするのも1つの方法です．

6）尿失禁

　　AD 患者さんでは比較的進行期になるまで尿失禁は目立ちません．病初期にもかかわらず失禁したときは，慢性硬膜下血腫などの新たな脳病変の合併やドネペジル塩酸塩などの抗認知症薬の副作用などを疑います．仮に失禁した場合，自尊心が保たれている AD 患者さんでは，下着を隠す行動をとりやすくなります．また失禁を過度に心配しての頻回のトイレ通いもよくみられます．進行期では，「トイレの場所がわからない」「トイレの使い方がわからない」などの視空間認知障害や失行が原因となり失禁することが多くなります．

　　一方，VaD 患者さんでは，病初期から尿失禁がみられ，尿意を感じるとすぐに漏れてしまったり，運動障害のためトイレに間に合わず失禁してしまいます．また意欲低下（無為・無関心）のため失禁しても気にせず濡れた下着をそのままはいていることもあります．

　　DLB 患者さんも，自律神経障害のため早期から失禁がみられます．さらに誤認によりトイレ以外の場所をトイレと思い込んでの放尿がみられることもあります．ドネペジル塩酸塩などの使用時の失禁と頻尿にも注意が必要です．

　　FTLD 患者さんでは病初期の失禁は少なく，進行すれば無為，無関心による失禁，常同行動によるトイレではない特定の場所での放尿が問題となりやすくなります．

　　また特発性正常圧水頭症（idiopathic normal pressure hydrocephalus：iNPH）患者さんでも頻尿とともに尿失禁が目立ちますが，シャント術を行うことにより改善することが期待できることから，早めの適切な対処が重要となります．

　　そこで医療者だけでなく介護に取り組むスタッフや家族もこれらの疾患別特徴を知っておくことにより，患者さんの行動を予測して失禁の出現を

予防することにもつながると思われます[3]．

7）幻視

DLB患者さんの70〜80％にみられるといわれ，人，動物，虫などが鮮明に見えるようです．"部屋で子供がこちらをじっと見ている"など具体的な内容が多いものです．本人が訴えなくても，床にいる虫をつまもうとする動作などで気づかれることもあります．また，"庭の木が人に見える"などの錯視もみられます．これらの症状は薄暗いときに多く，不安感によって起こりやすい傾向があります．本人はこのような幻覚を実際のことと思い込んで家族に訴えていても，受診時には幻であると理解していることもあります．このような幻視は他の認知症ではほとんどみられませんが，せん妄を合併した場合はしばしばみられます．しかし，**DLB患者さんでは，せん妄と異なり，後日尋ねても幻視の内容をよく覚えていることが多い**ので鑑別は可能です．

8）レム睡眠行動障害などの睡眠障害

私たちは睡眠中，レム睡眠という時期に夢をみています．レム睡眠行動障害は，レム睡眠の時期に筋肉の緊張がゆるまずに，寝言を言ったり[11]，身体を激しく動かしたりするものです．目を覚ませば症状はなくなり，夢の内容として覚えていることも多いです．**DLB患者さんでは認知症が始まる何年も前から，レム睡眠行動障害があらわれることがあり**，これらの症状がないか気をつけておくことも大切です．体動が激しい場合は，転倒やベッドからの転落のリスクもあるため，クロナゼパムによる治療も検討する必要があります．また，日中の過眠などの睡眠障害がみられることもあります．

9）食行動異常

DLB患者さんには早期からみられる症状で，**嚥下障害**と**拒食**が関連したものが多いです．嚥下障害はパーキンソン症状と関連し，筋緊張の亢進によって食べ物などをうまく飲み込めなくなります．嚥下障害がみられたら，

言語聴覚士に嚥下訓練を開始してもらいつつ，管理栄養士などと相談しながら，むせにくい食事を工夫していくことも大切です．それでも症状が悪化すれば，幻覚や妄想に対する治療薬を減らすか，これらの精神症状が多少悪化するのを覚悟して，パーキンソン症状に対する治療薬を開始することになります．また拒食については，"御飯の中で小さい虫が動いている"といった幻視や錯視によることが多いため，理由を尋ねたうえで，原因を取り除くことが有効です．FTLD患者さんについても食行動異常は他の認知症と鑑別するためにも重要な症状です．**過食**や，食事の好みが甘いもの，味の濃いものに変わるといった**嗜好の変化**が初期からみられる傾向があるため，肥満や糖尿病などに注意する必要があります．

10）常同行動と暴力

　これまでFTLD患者さんには攻撃的で粗暴な言動が多いと紹介されてきたため，診断後に家族がショックを受けることがよくあります．しかし，これらの言動の多くは本人の**常同行動**（毎日同じリズムで生活することや，決まったメニューの食事や，決まった散歩コースを歩くといった行動）**を遮ったときにみられます**．常同行動は，他の認知症ではほとんどみられないため，鑑別するうえでも重要な症状です．例えばデイサービスで本人が特定の椅子に座ることに執着しているならば，他の人に座らせないような工夫により，本人の混乱や暴力を防ぐことにつながります．また病気の進行に伴い，意欲の低下が進むにつれ，常同行動や暴力は目立たなくなります．

> **Point**
> - BPSDについては，①認知機能障害に起因するもの（食べ物でないものを食べようとする，同じことを何度も言うなど），②日常生活活動（ADL）障害と考えられるもの（火の不始末，尿失禁など），③精神症状に起因するもの（幻覚，妄想，不安・焦燥，易怒性など）に分類し検討する
> - ①，②に対しては環境調整や行動療法的介入が主となり，③に対しては薬物療法も考慮する

- 非薬物的介入には，レクリエーション療法や音楽療法，回想法などの心理療法的アプローチから，介護者教育，環境への介入，通所サービス利用まで幅広く含まれる
- また医療，介護，行政が連携し，患者さんをあらゆる側面から支援する体制を整える必要がある．病診連携や医療と介護の連携も不可欠である
- 薬物療法は非薬物的介入の効果が不十分である場合に試みることが原則で，患者さんの苦痛や介護者の負担感，生活背景などを総合的に判断して行う

文献・参考文献

1) Finkel, S. I., Costa e Silva, J., Cohen, G., et al. : Behavioral and psychological signs and symptoms of dementia : a consensus statement on current knowledge and implications for research and treatment. Int Psychogeriatr, 8 (Suppl. 3) : 497-500, 1996
2) 『認知症-臨床の最前線-』（池田　学 編），pp.158-163, 医歯薬出版株式会社, 2012
3) 橋本　衛：BPSDの治療．日老医誌, 47：294-297, 2010
4) 博野信次：『臨床認知症学入門．正しい診療正しいリハビリテーションとケア改訂2版』, pp.51-52, 金芳堂, 2007
5) 「かかりつけ医のためのBPSDに対応する向精神薬使用ガイドライン」について．厚生労働省ホームページhttp://www.mhlw.go.jp/stf/houdou/2r98520000036k0c-att/2r98520000036k1t.pdf, 平成25年7月12日付
6) FDA Talk Paper : www.fda.gov/Drugs/DrugSafetyInformationforPatientsandProviders/DrugSafetyInformationforHealthcareProfessionals/PublicHealthAdvisories/ucm053171.htm
7) Lyketsos, C. G., Colenda, C. C., et al. : Position statement of the American Association for Geriatric Psychiatry regarding principles of care for patients with dementia resulting from Alzheimer's disease. Am J Geriatr Psychiatry, 14 : 561-572, 2006
8) 「医薬品の適応外使用に係る保険診療上の取扱いについて」厚生労働省通知　保医発0928第1号, 平成23年9月28日付
9) Shigenobu, K., Ikeda, M., Fukuhara, R., et al. : Reducing the burden of caring for Alzheimer's disease through the amelioration of 'delusion of theft' by drug therapy. Int J Geriatr Psychiatry, 17 : 211-217, 2002
10) Cummings, J. L., McRae, T., Zhang, R. : Donepezil-Sertraline Study Group : Effects of donepezil on neuropsychiatric symptoms in patients with dementia and severe behavioral disorders. Am J Geriatr Psychiatry, 14 : 605-612, 2006
11) Honda, K., Hashimoto, M., Yatabe, Y., et al.: The usefulness of monitoring sleep talking for the diagnosis of Dementia with Lewy bodies. Int Psychogeriatr, 25 : 851-858, 2013

第5章 ケーススタディ：実際に診断してみよう！

1）もの忘れの悪化で受診した74歳男性
2）もの忘れと幻覚を主訴に来院した68歳女性
3）意欲低下と周囲への関心低下で受診した58歳女性
4）言葉の言い間違いと難聴で受診した74歳男性
5）意欲低下, 無関心で発症し, 歩行障害が加わった69歳男性

第5章 ケーススタディ：実際に診断してみよう！

1) もの忘れの悪化で受診した74歳男性

北村　伸

症例提示

74歳，男性

主　訴：もの忘れ
既往歴：20歳時に虫垂炎
家族歴：特記すべきことはなし
教育歴：大学卒
現病歴：2年前よりもの忘れのあることに妻が気づいていたが，歳のせいと思っていた．1年前くらいから花に水やりをしなくなり，盆栽の手入れもしなくなってきた．車の運転をしているが，車の左前と左側面をこすってしまったエピソードが最近2回あった．2週間前に妻と箱根に出かけ，ホテルの中で自分の部屋がわからなくなったエピソードがあった．2日前に孫の就職が決まったお祝いに，家族とときどき行くレストランに行った．そのときに，「こんな所にレストランができた」と言ったことに家族は驚き，受診した．

診　察

内科的診察では異常はない．神経学的診察でも麻痺などの異常はない．MMSE（Mini-Mental State Examination）では，曜日と日が答えられなかった．3つの言葉の再生では1つしか答えられなかった．重なった五角形のコピーは正しく描けなかった．MMSEは25点だった．

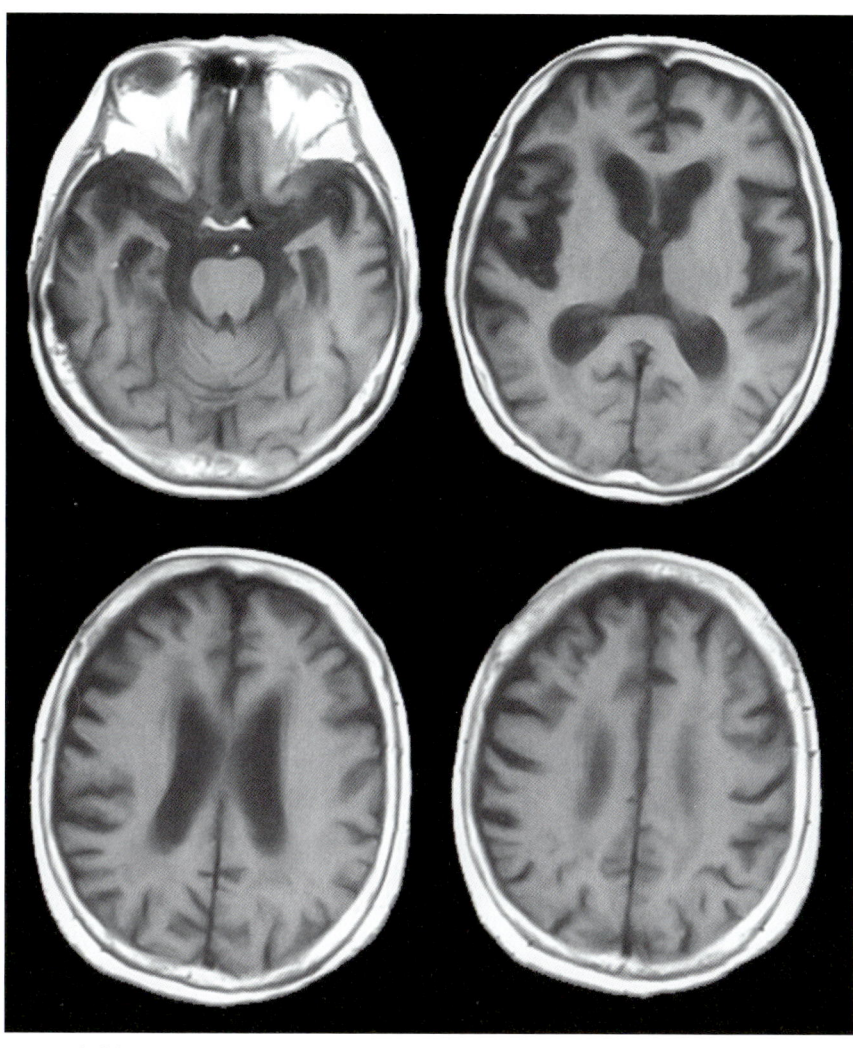

図1 ● 本症例のMRI T1強調画像
前頭葉，側頭葉，頭頂葉の脳溝の開大と脳室の拡大，特に下角の拡大を認める

ここまでで何を考えますか？

　　今まで行っていた水やりや盆栽の世話をしなくなっており，周囲のことへの関心が低下しています．2年前からもの忘れがあり，最近はもの忘れ

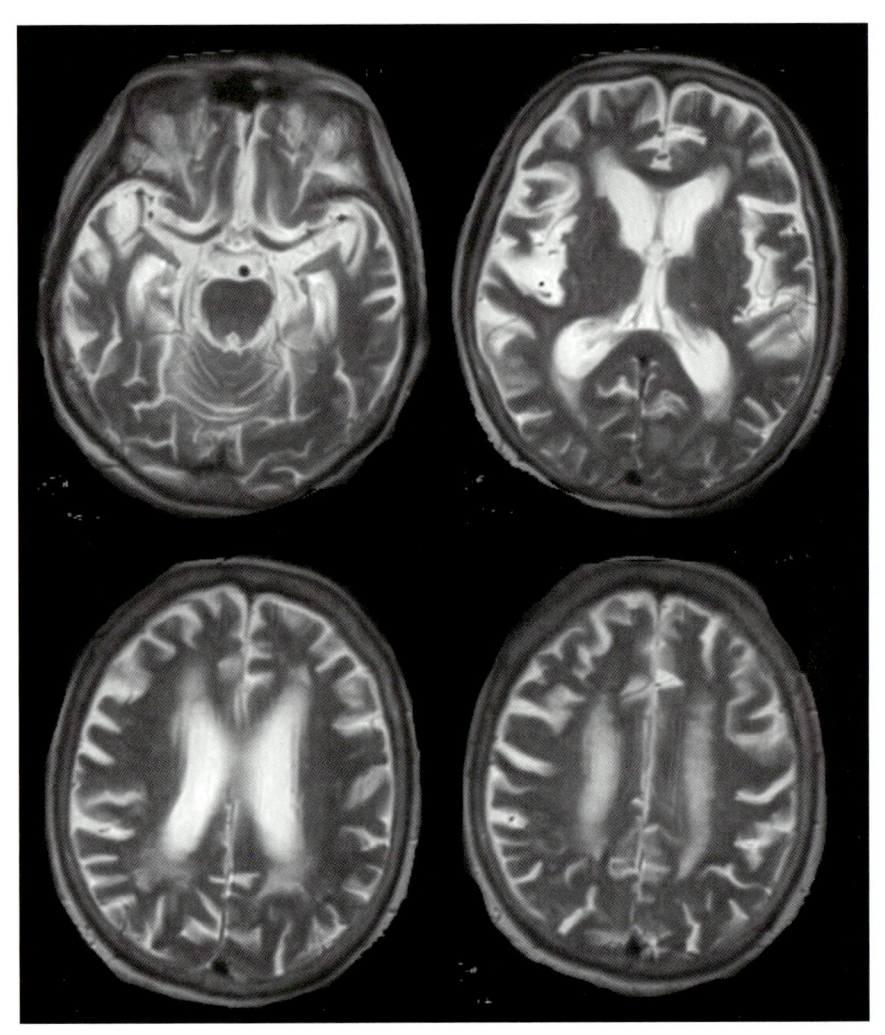

図2 ● 本症例のMRI T2強調画像
脳萎縮を認める

　に基づくエピソードが生活のなかでみられてきています．時間の見当識も障害され，構成障害も認められます．MMSEでは24点以上ありますが，**生活で障害が認められる**ことより，認知症と診断できます．麻痺や脳血管障害の既往もないので，アルツハイマー型認知症が最も考えられます．

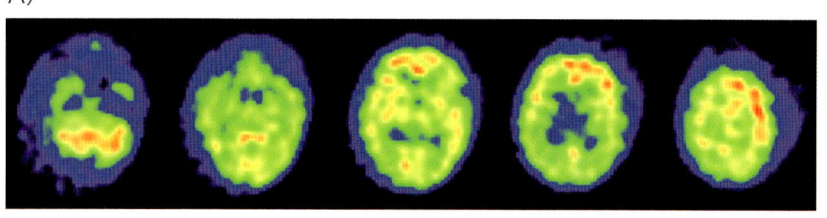

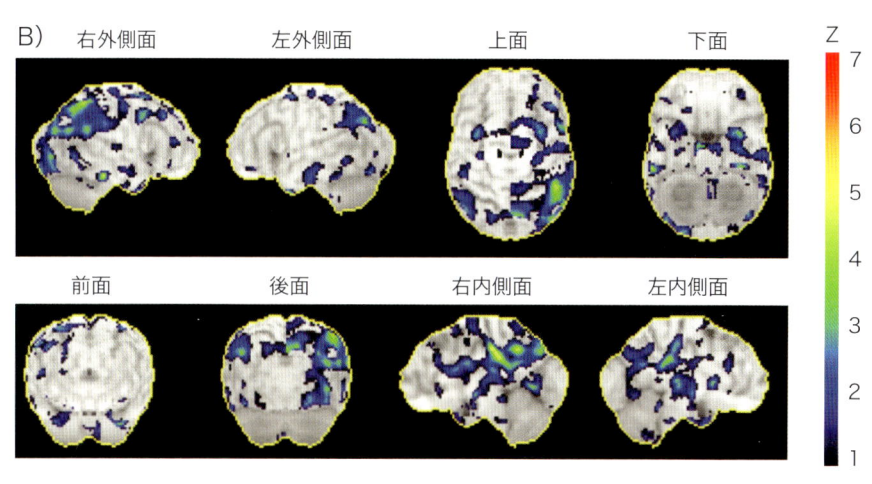

図3 ● 本症例の脳血流SPECT画像
Aはaxial画像，Bは3D-SSPで解析した血流低下を示すZスコアマップ

画像診断

　MRI T1強調画像では脳萎縮を認める（図1）．両側の側脳室下角の拡大が顕著で，海馬を含む側頭葉内側の萎縮が示唆されている．MRI T2強調画像では，脳梗塞や脳腫瘍などの器質的病巣は認められない（図2）．I^{123}-IMP SPECT axial画像では，両側の頭頂葉の血流低下が認められる（図3A）．3D-SSPで統計学的解析を行うと両側頭頂葉と後部帯状回の血流低下が認められる（図3B）．

画像所見から得られる診断は？

　画像所見から**側頭葉内側の萎縮があり，両側頭頂葉と後部帯状回の血流低下がある**ことはアルツハイマー型認知症の証拠と考えます．もの忘れで始まり緩徐に進行していることもアルツハイマー型認知症に一致します．したがって，診断はアルツハイマー型認知症です．

診断　アルツハイマー型認知症

治療

　軽度のアルツハイマー型認知症に適応のあるドネペジルの投与を開始しました．5 mg/日の維持量で投与継続を行いました．そして，現在していることやできることは継続するように生活指導をしました．**介護保険の申請をしてもらい，運転免許証は返上する**ように説明をしました．

第5章 ケーススタディ：実際に診断してみよう！

2）もの忘れと幻覚を主訴に来院した68歳女性

北村　伸

症例提示

68歳，女性，右利き

主　訴：もの忘れ，幻覚

既往歴：特になし

家族歴：特になし

教育歴：高等学校卒

現病歴：娘夫婦と孫2人と暮らしている．66歳頃より動作が以前よりゆっくりしてきたと家族に思われていた．3～4カ月前頃からときどき曜日を間違えたり，会話のなかで部屋に知らない男の人と女の人がいるというような意味のよくわからないことを話すことがあった．テレビは見ているが後で聞いても内容をよくわかっていないように家族は感じていた．料理を作ることが好きだったが，最近は人参や大根など固い野菜を切りにくく，以前のようにうまくできないと言っていた．

診察

　胸腹部には異常はなかった．神経学的診察では，右手に**安静時の振戦**があり，座っていると体が右に傾いてきた．上下肢には軽度の**筋強剛**を認めた．歩行は1人で可能だが，小歩であった．神経心理学的診察では，曜日を間違えた．そして軽度の記憶障害を認め，重なった五角形の図を正しくコピーできなかった．MMSEは24だった．幻覚について聞くと，「部屋の中に知らない男の人と女の人がいることがあり，お茶を出そうと思ってとりに行って帰ってくるといなくなっている」と答えていた．

ここまでで何を考えますか？

　もの忘れと幻覚で始まり，診察では小歩，姿勢が右に傾く，包丁を使いにくい，**安静時振戦，筋強剛**を認め，パーキンソン病の症状があります．そして，失見当識，記憶障害，構成障害などの**軽度の認知機能の低下**も認めます．以上のことからレビー小体型認知症が最も疑われますが，血管性認知症，アルツハイマー型認知症とパーキンソン病の合併などの鑑別が必要です．

画像診断

　MRI T1強調画像では，側脳室の下角の拡大はなく，脳萎縮も年齢相応の範囲である（図1）．脳血流SPECT axial画像では，**後頭葉の血流低下**が認められる（図2A）．統計学的画像では，両側の後頭葉の血流低下が認められる（図2B）．MIBG心筋シンチグラフィでは心臓への取り込み低下（○で囲った領域）が認められる（図3）．

画像所見から得られる診断は？

　脳萎縮は軽度であり，**後頭葉の血流低下**があることはレビー小体型認知症を示しています．MIBG心筋シンチグラフィでも心臓への取り込み低下がみられたことは，この診断を支持する所見です．画像診断からはレビー小体型認知症と考えられます．

診断　レビー小体型認知症

治療

　抗パーキンソン病薬を少量投与したところ歩行に少し改善が認められました．振戦は持続していました．**ドネペジルを投与したところ幻覚の軽減**が認められました．介護保険を申請し，転倒防止の注意などをアドバイス

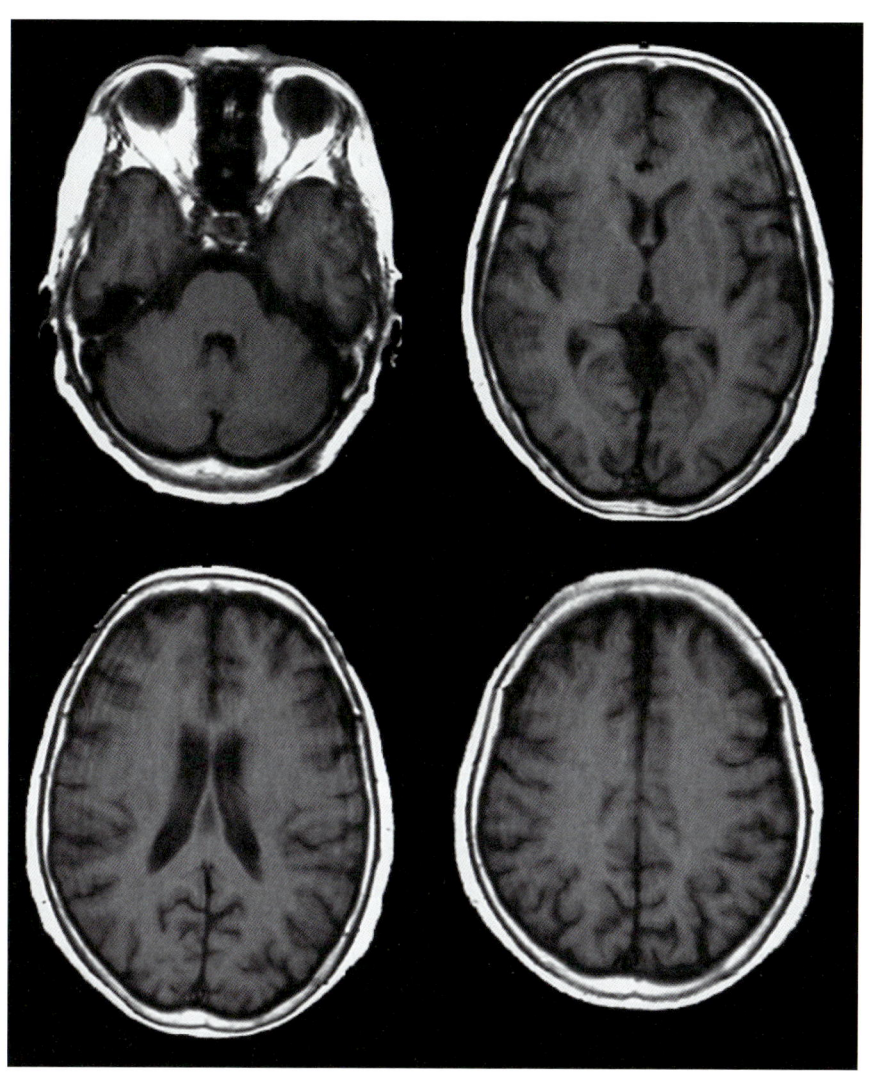

図1 ● 本症例のMRI T1強調画像
病巣はない

しました．

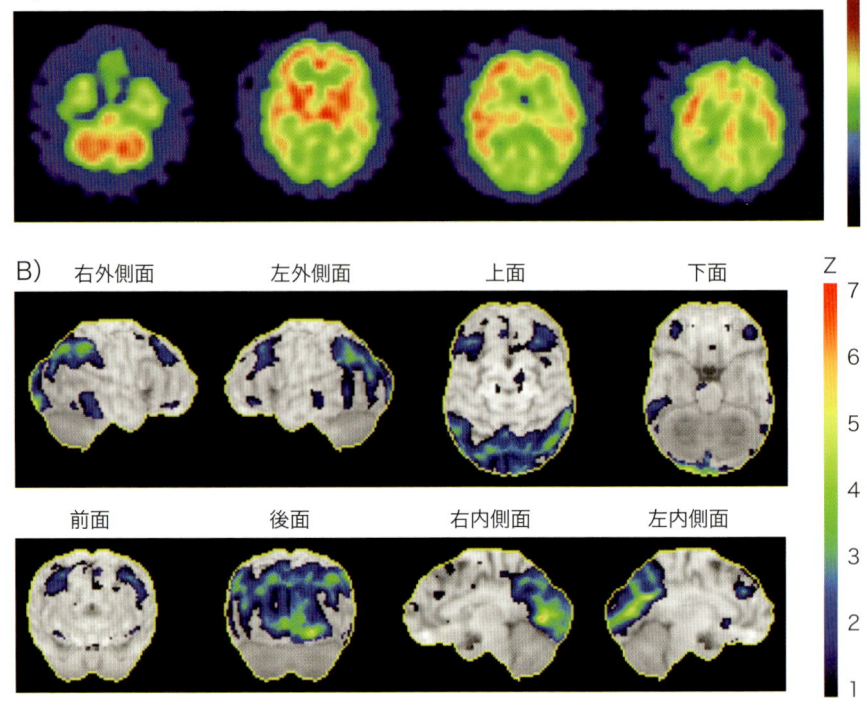

図2● 本症例の脳血流SPECT画像
Aはaxial画像，Bは3D-SSPで解析した血流低下を示すZスコアマップ

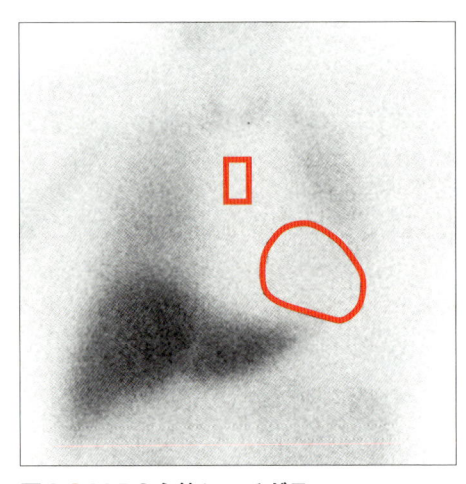

図3● MIBG心筋シンチグラフィ
□は縦隔領域，○は心臓の領域を示す

3）意欲低下と周囲への関心低下で受診した58歳女性

北村　伸

症例提示

58歳，女性，右利き
主　訴：意欲低下，周囲への関心低下
既往歴：脳梗塞
家族歴：特になし
教育歴：高等学校卒
現病歴：57歳のときに母親の告別式で，右下肢を少し引きずっていることに兄は気づいていた．その4カ月後の法事で会ったときに，歩行が不安定で，よろけやすいと兄と弟は感じていた．もともと口数は少なく，兄は話をしても以前と違いはないと思っていた．さらに1カ月後，転倒して右前腕を骨折した．そのときより兄が面倒をみることになった．以前と比較して意欲がないと感じていたが，怪我をしたためと思っていた．骨折をしたときから会社を休んでいた．このときには，右下肢を引きずって歩くことはなかったが，体のバランスをとるのが下手で，フラフラした感じの歩行をしていた．さらに3カ月後，歩行が一段と下手になり，左下肢を引きずるようになった．同時に，さらに口数が少なくなり，言葉が聞き取りにくくなり，意欲が低下し，周囲への関心がなくなってきた．

診　察

　血圧は176/98 mmHgであった．胸腹部に異常は認められない．神経学的診察では，構音障害と左上下肢の不全麻痺を認めた．神経心理学的には，見当識は保たれていたが，軽度の記憶障害，計算力の低下が認められ，MMSEは21であった．質問に答えるまでに時間がかかり，口ごもり，聞き取りにく

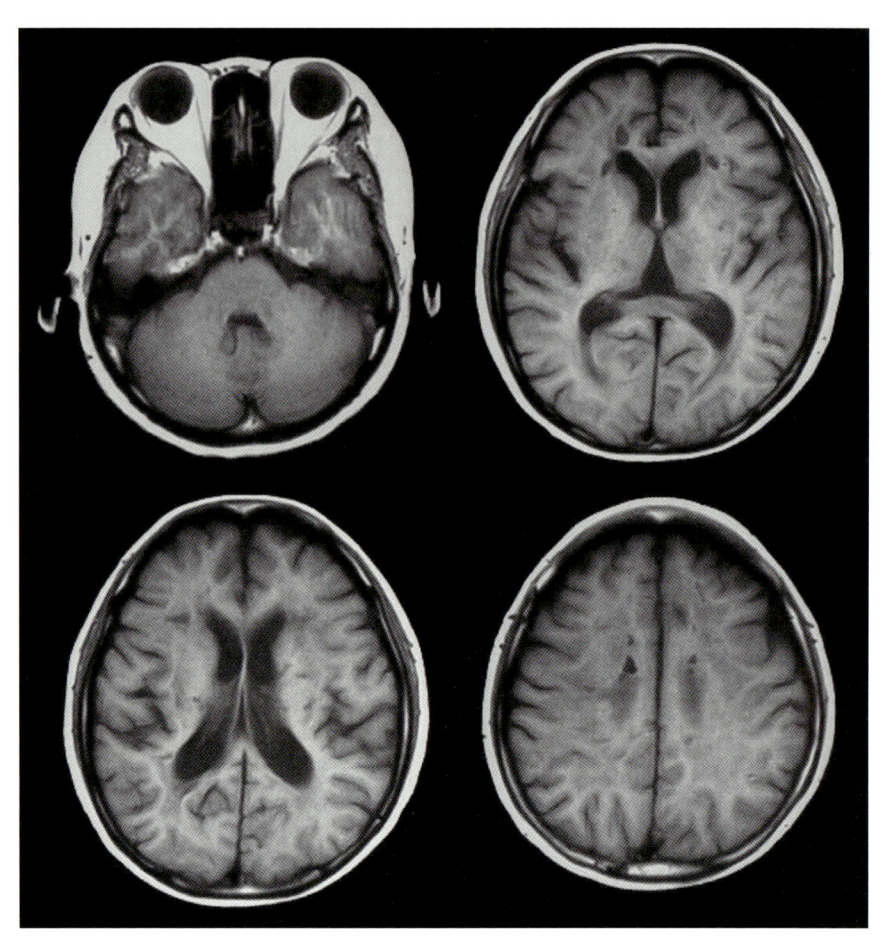

図1 ● 本症例のMRI T1強調画像

いことが認められた．周囲への関心が少なく，意欲がなく，発語量も少なかった．ときどき，質問をされると笑ってしまうことも認められた．

ここまでで何を考えますか？

　　　構音障害と左上下肢の不全麻痺という局所神経症候があります．軽度の記憶障害と，計算力の低下があり，軽度の認知機能の低下があると考えられます．意欲・関心の低下が認められ，質問されると笑ってしまうのは情

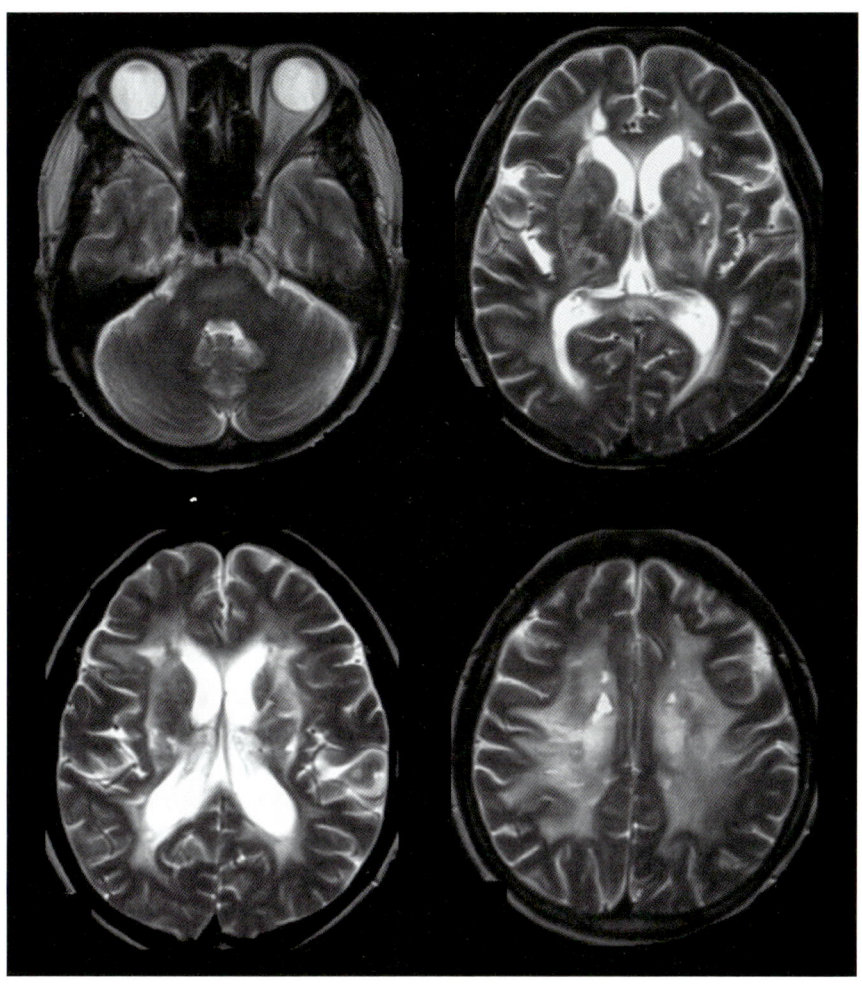

図2 ● 本症例の MRI T2 強調画像
多発性の梗塞巣と脳室周囲高信号域を認める

動失禁が疑われます．57歳の頃から症状がみられ，**進行が速く，階段状に悪化**してきているようにみえます．以上のことから考えると脳血管障害を何回か発症して認知機能が低下した血管性認知症が疑われます．

A)

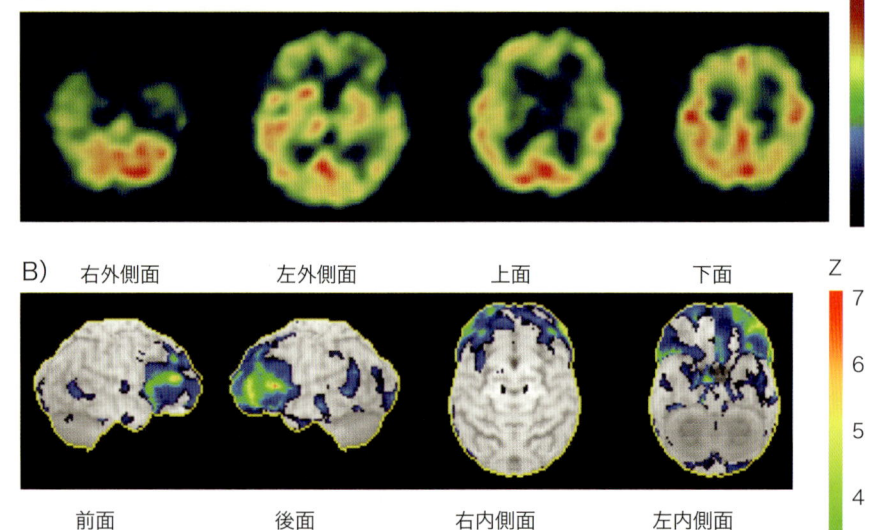

B) 右外側面　左外側面　上面　下面　Z

前面　後面　右内側面　左内側面

図3 ● 本症例の脳血流SPECT画像
　Aはaxial画像，Bは3D-SSPで解析した血流低下を示すZスコアマップ

画像診断

　MRIでは，**多発性の梗塞巣と顕著な脳室周囲高信号域**が認められる（**図1，2**）．脳血流SPECTでは，両側頭頂葉，左視床で血流低下が認められる（**図3**）．3D-SSPによる解析では，**両側前頭葉の血流低下**が認められる（**図3**）．

画像所見から得られる診断は？

　多発脳梗塞，脳室周囲の高信号域という血管性認知症を示唆する所見があります．脳血流は両側前頭葉で低下しており，血管性認知症の特徴的所見が認められます．小さな脳梗塞を何回か発症し，認知機能が低下してき

た血管性認知症です．高血圧があり，脳室周囲の高信号域があることよりビンスワンガー型血管性認知症と診断されます．

| 診断 | ビンスワンガー型血管性認知症 |

治療

再発予防のために，血圧のコントロールと抗血小板凝集薬が投与されました．ひとり暮らしであり，日常生活についての介助とリハビリテーションの必要なことを兄に伝え，介護保険の申請をしてもらいました．

第5章 ケーススタディ：実際に診断してみよう！

4）言葉の言い間違いと難聴で受診した74歳男性

北村　伸

症例提示

74歳，男性，右利き
主　訴：言葉の言い間違いと耳が遠くなった
既往歴：特になし
家族歴：特になし
教育歴：大学卒
現病歴：妻と2人で暮らしている．69歳で退職をして，現在は好きなことをして過ごしている．講演会に出かけたり，プールと碁会所に毎日通っている．迷子のエピソードはなく，はじめてのところでも地図を見ながら1人で出かけて帰って来ることができている．お金もきちんと扱えるが，最近になり，電話がかかってきても誰だかわからないことが増えてきた．1人で講演会に行くが，「頭が悪くなって，以前のように内容がよくわからない」と妻に訴えている．「理解」を「利益」というような言葉の言い間違いがよくみられるようになった．妻と会話をしても，自分の言いたいことだけを言って，妻が返事をしても「耳が遠くなった」と言って，話が通じなくなってきた．

診　察

血圧は130/76 mmHgであった．胸腹部に異常は認められない．神経学的診察では，特に異常は認められなかった．神経心理学的診察では，自分が言いたいことはよく話すが，こちらからの質問には「耳が遠くなった」と言って返事ができないことが多くみられた．月日，年齢は正しく答えることができ，右手を上に，左手を鼻にという簡単な命令に応じることはできた．診察

中，本箱，尿検査という言葉がわからず，「テレビ見ますか」と聞いてもテレビという言葉がわからないようだった．「理解が悪くなった」ということを「利益が悪くなり頭が悪くなった」と何回か言っていた．MMSEを行ったが，質問の意味がわからないことがあり，20だった．耳鼻科での診察では難聴は認められなかった．

ここまでで何を考えますか？

　1人で外出をしても道に迷うことはなく，日常の生活は正常に行っているようですが，**言葉の意味がわからず，錯語がある**ことが認められます．失語症が疑われますが，神経学的には異常はなく，脳血管障害の既往はありません．神経変性疾患で失語症のような症状を呈する疾患が疑われます．自分が言いたいことは話すことができるので，意味性認知症が最も疑われます．

画像診断

　MRI水平断（図1）では，血管障害を疑わせる病巣はない．脳萎縮が認められ，特に左側頭葉下角の拡大は右より顕著である．シルビウス裂の開大と脳溝の開大も左側で目立つ．MRI冠状断（図2）では，左側側頭葉の顕著な萎縮があることがわかる．脳血流SPECTでは，特に左側頭葉に血流低下が認められる（図3A）．3D-SSPによる解析では，左側前頭葉の顕著な血流低下が認められ，右側頭葉にも血流低下が認められている（図3B）．

画像所見から得られる診断は？

　MRIでは脳血管障害はないので，血管障害による失語症は否定できます．側頭葉に脳萎縮が認められ，そして，特に左側の優位半球に脳萎縮があり，脳血流SPECTでも**側頭葉に限局した血流低下**がみられることから，意味性認知症が最も考えられます．

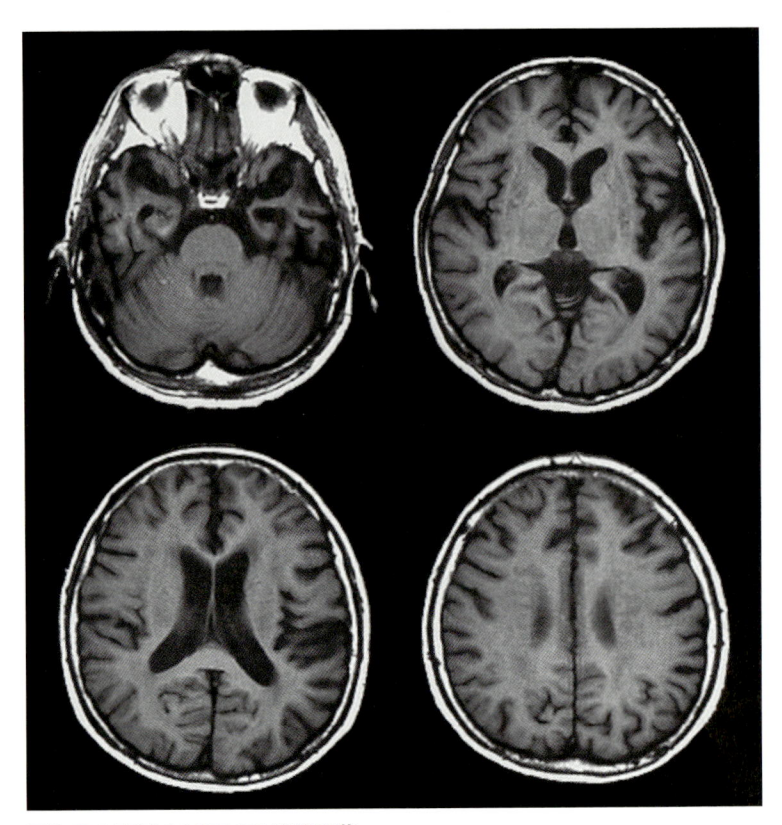

図1 ●本症例のMRI T1強調画像

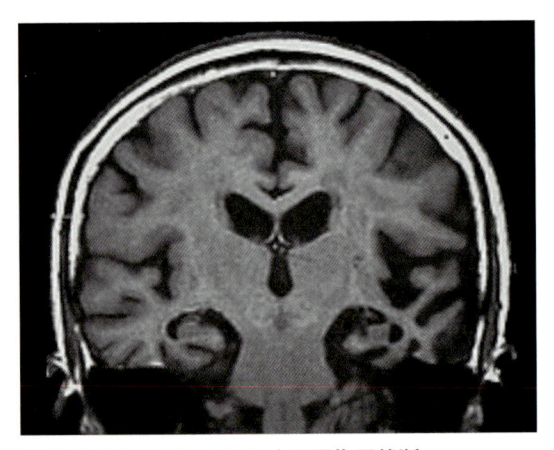

図2 ●本症例のMRI T1強調画像冠状断

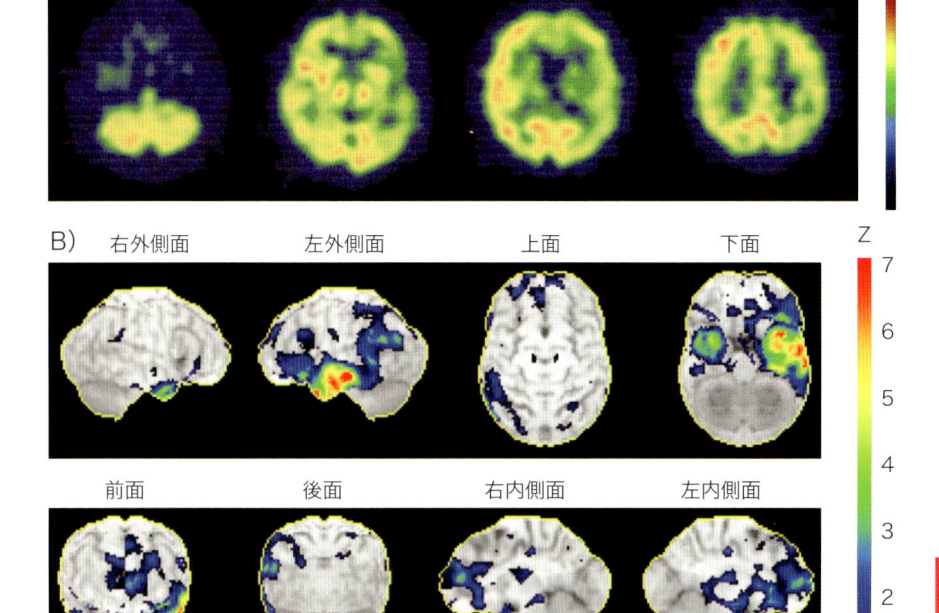

図3 ●本症例の脳血流SPECT画像
Aはaxial画像，Bは3D-SSPで解析した血流低下を示すZスコアマップ

診断　意味性認知症

治療

治療薬はないので，妻に病名と病気について説明をして，生活のなかで周辺症状が出ないような対処のしかたを指導しました．介護保険の申請をしてもらいました．

第5章 ケーススタディ：実際に診断してみよう！

5）意欲低下，無関心で発症し，歩行障害が加わった69歳男性

木村成志

症例提示

症　例：69歳，男性，右利き，教育歴16年
主　訴：意欲低下，無関心
既往歴：心房細動
家族歴・生活歴：特記すべきことなし
現病歴：200X年（67歳時）に意欲低下と自発性の減衰で発症した．次第に周囲の出来事や身なりに無関心となり，抑うつ状態となった．日常生活では金銭や内服薬の管理が困難となった．近医で抗うつ薬が投与されたが明らかな効果はなかった．200X＋1年（68歳時）から会話量が減り，易怒性，攻撃性，怒り発作なども加わった．さらに，200X＋2年（69歳時）から動作緩慢と歩行障害が出現し，転倒するようになった．

診　察

　顔貌は仮面様で，発話量が少なく，質問への反応は緩慢であった．周囲の会話や出来事に対して無関心であった．他人に対する礼節は保たれていたが，妻の発言に突然，怒り出して物を投げるしぐさがみられた．
心理検査：MMSE 26（月日の見当識，遅延再生で各1点，計算で4点減点）
神経学的診察：意識は清明で，垂直性眼球運動障害（図1），小声，頸部後屈，体幹と四肢の筋強剛，すくみ足，小刻み歩行，姿勢反射障害を認めた．深部腱反射は正常であった．

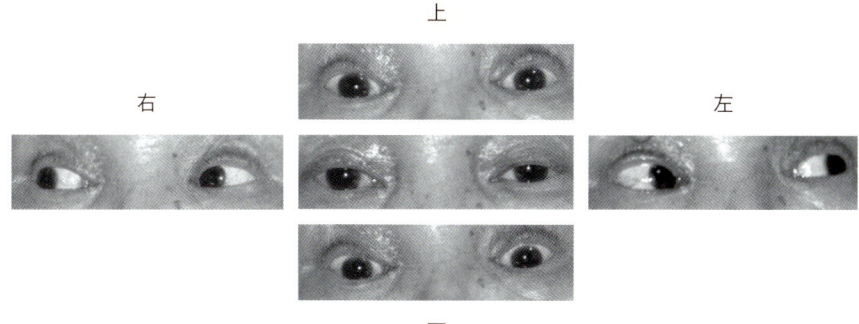

図1● 垂直性眼球運動障害
上方，下方を見るように指示しても，眼球が動かない
文献6より転載

ここまでで何を考えますか？

　認知症とパーキンソニズムを呈する疾患として，血管性認知症，レビー小体型認知症，進行性核上性麻痺，大脳皮質基底核変性症，正常圧水頭症などが鑑別診断にあがります．本症例の認知症症状は，意欲低下，無関心，思考の緩慢，易怒性，攻撃性，怒り発作などの人格変化および感情障害が主体であり，皮質下性認知症の特徴を呈しています．脳血管障害の既往はなく，症状の急激あるいは階段状の増悪がないことから血管性認知症の可能性は低いですが，多発性ラクナ梗塞は否定できません．レビー小体型認知症の具体的な幻視，大脳皮質基底核変性症の失行，正常圧水頭症の尿失禁は認めません．診断のポイントとなるのは，医療面接で動作緩慢，歩行障害，転倒しやすさなどの運動症状を聴取し，神経学的診察で垂直性眼球運動障害，頸部後屈，体幹と四肢に筋強剛，姿勢反射障害などの所見を観察することです．本症例で認めた垂直方向の眼球運動障害は，進行性核上性麻痺（progressive supranuclear palsy：PSP）に特徴的な症候です[1]．この眼球運動障害は，頭位変換眼球反射が正常であることから核上性麻痺であり，疾患名の由来となっています．また，パーキンソン病と異なり振戦を伴うことは少なく，筋強剛は四肢よりも頸部や体幹に顕著であり，病初期から後方への易転倒性を認めることも重要な症候です．したがって，

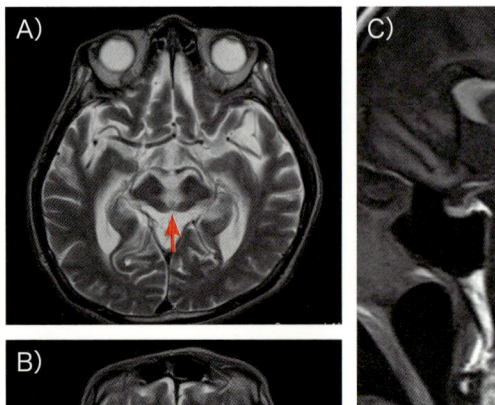

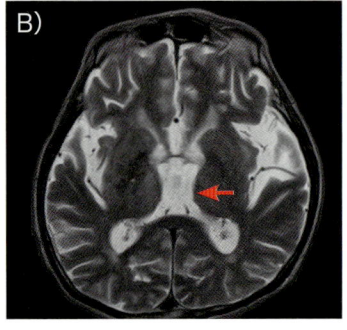

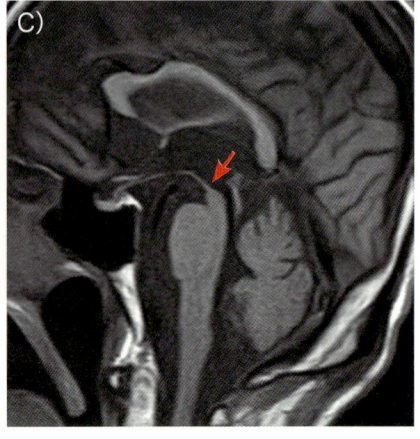

図2● 頭部MRI
A，B）T2強調画像水平断，C）T1強調画像矢状断．
A，C）中脳被蓋部の萎縮を認める．B）第三脳室の拡大を認める
文献6より転載

診断として進行性核上性麻痺が最も考えられます．

> **画像診断**
>
> **頭部MRI**：中脳被蓋部の萎縮と第三脳室の拡大を認める（**図2A，B**）．T1強調画像の矢状断像で中脳被蓋部の萎縮を認める（**図2C**）．
>
> **脳血流SPECTのeZIS（easy Z-score Imaging System）解析画像**：統計解析法のeZIS（easy Z-score Imaging System）解析を用いた脳血流SPECTでは，中脳被蓋と視床内側に脳血流低下を認める（**図3**）．

画像診断から得られる診断は？

　本症例の画像所見のポイントは，頭部MRIの中脳被蓋部の萎縮と第三脳

	2.0		6

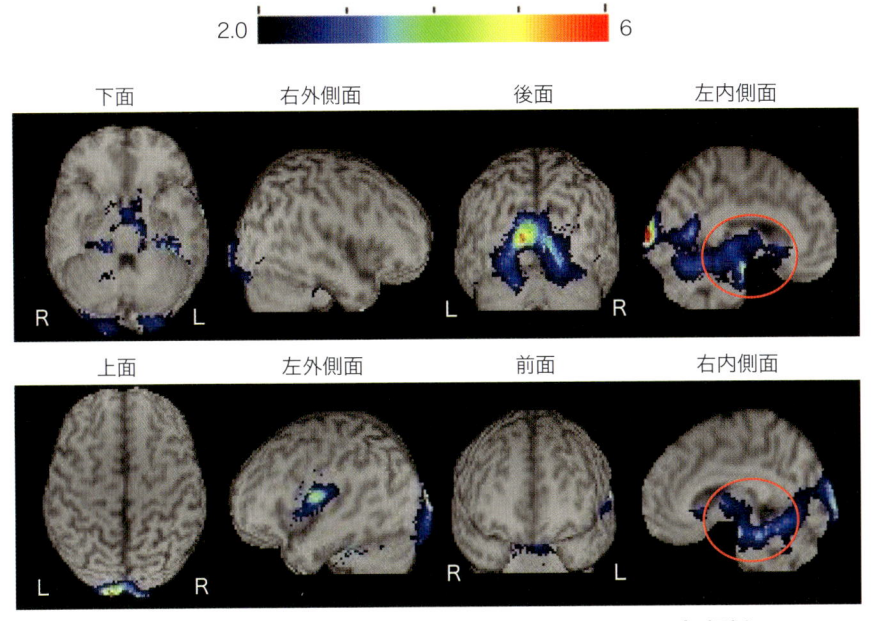

下面	右外側面	後面	左内側面

上面	左外側面	前面	右内側面

図3 ● 脳血流SPECTのeZIS（easy Z-score Imaging System）解析
正常データと比較して脳血流が低下している部位をカラーで表示する．暖色に向かうほど血流低下が高度であることを示す．文献6より転載

室の拡大です．特にT1強調画像の矢状断像でハチドリ徴候（humming bird sign）を認めます[2]．これは萎縮した中脳被蓋部の吻側がハチドリの嘴のようにみえる所見であり，進行性核上性麻痺に特徴的な所見です．脳血流SPECT画像では，前頭葉内側部，視床，中脳の血流低下を認めることがあります[3]．

本症例は，意欲低下と無関心で発症し，約2年の経過で思考の緩慢，易怒性，攻撃性などの人格変化および感情障害，歩行障害や転倒しやすさなどの運動症状が出現しました．神経学的所見では，垂直性眼球運動障害，頸部後屈，体幹と四肢に筋強剛，小刻み歩行，姿勢反射障害を認め，頭部MRIではハチドリ徴候（humming bird sign）を認めました．臨床症状と画像所見から進行性核上性麻痺と診断しました．

診断の決め手となるのは，①垂直性眼球運動障害，②姿勢反射障害によ

る転倒しやすさ，③頭部MRIのハチドリ徴候（humming bird sign）です．

診断　進行性核上性麻痺

COLUMN

進行性核上性麻痺は，眼球運動障害と歩行障害が主要な症候ですが，性格変化，感情障害，行動異常で発症し，前頭側頭型認知症の臨床像を呈することがあります．NINDS-SPSP（National Institute of Neurological Disorders and Society for Progressive Supranuclear Palsy）による臨床診断基準でも，早期からのアパシー，抽象化する思考の障害，語の流暢性の減少，利用行動や模倣行動，前頭葉解放徴候の出現が支持項目となっています[4]．

具体的には，意欲がなく，以前行っていた趣味や家事に興味がなくなる，自ら会話をしない，相手が手をあげるのを見ると同じように手を上げたり，相手の言葉をおうむ返しに答えたりする，人の言う事を聞き入れず好き勝手に行動するなどです．

確定診断

本症例は，発症6年後に胃癌に伴うイレウスで死亡しました．剖検の同意が得られたため神経病理学的検討を行いました．肉眼的には，淡蒼球と視床下核の褐色調萎縮，中脳被蓋部の萎縮，黒質と青斑核の褪色を認めま

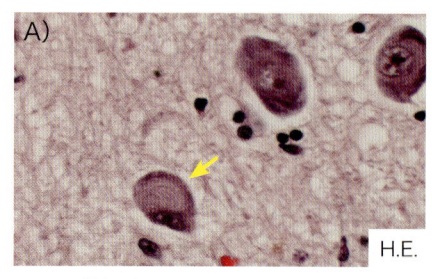

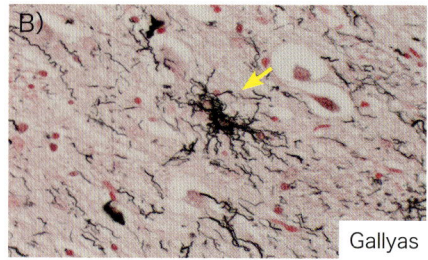

図4 ● 神経病理所見
A）矢印はglobose-typeの神経原線維変化を示す．B）矢印はtuft-shaped astrocyteを示す．文献6より転載

した．組織学的には，淡蒼球，視床下核，黒質，青斑核，脳幹被蓋の神経細胞が脱落し，残存した神経細胞にglobose-typeの神経原線維変化を認めました（図4 A）．Gallyas-Braak染色ではグリア細胞内にtuft-shaped astrocyteを認めました（図4 B）．神経病理所見から進行性核上性麻痺と確定診断しました．

治療

PSPの認知症状に対して有効性が証明された薬物療法はありません．

パーキンソン症状には，L-ドパ，ドロキシドパ，抗うつ薬が投与されることがあります[5]．

> **処方例**
> - ネオドパストン®配合錠（100 mg）1回 100〜200 mg 1日3回
> - ドプス®カプセル（100 mg）1回 100〜200 mg 1日3回
> - トリプタノール®錠（10 mg）1回 10 mg 1日1〜3回
> - セディール®錠（10 mg）1回 10 mg 1日3回

文献・参考文献

1) Steele, J. C., Richardson, J. C., et al. : Progressive supranuclear palsy. A heterogeneous degeneration involving the brain stem, basal ganglia and cerebellum with vertical gaze and pseudobulbar palsy, nuchal dystonia and dementia. Arch Neurol, 10 : 333-359, 1964
2) Savoiardo, M., Girotti, F., et al. : Magnetic resonance imaging in progressive supranuclear palsy and other parkinsonian disorders. J Neural Transm, 42 : 93-110, 1994
3) Kimura, N., et al. : Brain perfusion differences in parkinsonian disorders. Mov Disord, 26 : 2530-2537, 2011
4) Litvan, I., Agid, Y., et al. : Clinical research criteria for the diagnosis of progressive supranuclear palsy（Steele-Richardson-Olszewski syndrome）: report of the NINDS-SPSP international workshop. Neurology, 47: 1-9, 1996
5) 進行性核上性麻痺．『今日の神経疾患治療指針 第2版』（水澤英洋，鈴木則宏，梶 龍兒 ほか 編），医学書院，2013
6) 木村成志：進行性核上性麻痺における垂直性眼球運動障害の病巣．神経眼科，29：53-61, 2012

第6章 フォローアップ，ケア，家族へのアドバイス

1）患者さんへの対応のコツ，家族への接し方
2）周辺症状（BPSD）の予防，早期発見，家族への説明
3）認知症患者に起こりやすい合併症の予防と対応
4）知っておきたい福祉制度
5）ケアマネジャーとの連携
6）介護保険の主治医の意見書の書き方

第6章 フォローアップ，ケア，家族へのアドバイス

1）患者さんへの対応のコツ，家族への接し方

互 健二，角 徳文，繁田雅弘

認知症患者を診療するにあたり，「認知症は治らない病気だからしょうがない」「認知症の人は何もわからない人」といった考えが頭をよぎることがあるかもしれません．確かに一部の例外を除いて認知症の完治は困難であり，進行するにつれ現状の理解は乏しくなっていきます．しかしそれにかこつけて患者さんへの対応を乱雑にすることは，患者さん自身のQOL低下，心理・行動の異常（behavioral and psychological symptoms of dementia：BPSD）の悪化や介護負担の増加にもつながりかねません．また家族から「何度も同じことを聞かれるのだがどうすればよいか」と実際のケアについて尋ねられたり，「全然よくならない」と感情を吐露される場合も少なくないでしょう．本項ではそのような場面でどのように対応し，どう接していくべきかという点について述べていきます．

1 患者さんへの対応

認知症患者への対応に関して完全に画一的なものはありませんが，いくつかの原則があります．まず大事なことは**「相手のペースに合わせる」**ことです．これは何も認知症患者に限ったことではありませんが，確かに忙しい業務のなかで話を懇切丁寧にすることは難しい場合は多々あります．しかしこと認知症患者に関していえば，認知機能の低下に伴い，専門用語だけでなく一般の会話についていけないことも多くなります．また程度の差異はあれども老人性難聴を煩っていることも多く，相手の言うことを理解できないこともしばしばです．これでは十分な疎通がとれないだけでなく，治療に手技等を要する場面などにおいて危険性が増加してしまいます．そこで認知症患者に接する場合には，これらを加味して診療を行う必要が

あります．例えば「今から　大事な　注射を　します」といった具合に，なるべく簡単な言葉を使用するだけでなく，いくつかの文節に分けて話すべきです．その際，老人性難聴のあることを念頭にゆっくりと低めの声で話すとなお理解しやすいでしょう．

次に「**むやみに否定しない**」ことです．認知症患者は症状の進行に伴い，失見当識や物盗られ妄想といった症状に代表されるように，現実とは異なる見解で周囲の状況を理解してしまうことが多いです．そのため「自分には何も悪いところがない」と病識に乏しく，なかなか治療に対して協力が得られないこともあります．そのような場合，診療をスムーズに運ぶためにもつい「それは違います」などと否定してしまうこともあるかもしれません．しかしこれを頭ごなしに否定してしまうことは自尊心を傷つけることにつながり，それにより落ち込んだり，不安になったり，ときには怒ることもあります．かといって肯定してしまうと妄想などの場合は診療自体が難しくなるので，そのような場合は**否定も肯定もしない**態度で接するべきです．例えば場を変えて関心をそらしたり，患者さんのわかる昔の話などの安心する言葉に留意し，話題を変えることも有用でしょう．

病名の告知についても若干触れたいと思います．「ショックを受けるのではないか」「認知症だから理解できないのではないか」と考え，告知をためらう医師は多いのではないでしょうか．しかし，病名を伝えずに何故に治療が必要なのか，治療のメリット・デメリットは何かをわかってもらうことはできないでしょう．当然病名を告知されショックを受ける患者さんはいるでしょうから，告知の際には配慮を要します．病名告知に堪えられそうもない精神状態ならば，一時的に保留にして家族と相談することもよいでしょう．また，告知とは単に病名を伝えることではなく，患者さんに正しく病状を知ってもらうことです．したがって「アルツハイマー型認知症」と伝えるのではなく，例えば「もの忘れの病気」と説明することでも告知となりえるでしょう．

第6章　フォローアップ，ケア，家族へのアドバイス

1）患者さんへの対応のコツ，家族への接し方

2 家族への対応

　家族への対応で最も留意すべき点は，家族の介護者負担を推し量り，その負担の軽減を図ることです．認知症患者の介護は長期にわたる心身ともに過酷な労働です．負担の大きい状態が続くことにより家族のうつや不安を引き起こすだけでなく，患者さんに対する虐待，無理心中や殺人といった痛ましい事件に発展してしまう可能性もあります．このような負担の軽減を図るために**社会的サービスの利用や介護者教育**といったものを，積極的に導入していかなければなりません．前者に関しては本書の他項〔第6章-4）知っておきたい福祉制度〕を参照していただき，本項では主に後者に関して述べていきたいと思います．

　とかく家族は認知症の進行に伴い「できないこと」に目が向きがちです．例えば患者さんに何度も物事を覚えさせようと努力したりする場面にでくわすことがあります．もちろんあまり上手くいかず次第に失敗を責め立てるようになり，結果的に患者さんのQOL低下，行動心理症状の悪化のみならず，家族の負担増につながっていくことがしばしばあります．このような場合，医師はまず家族の話に耳を傾ける必要があります．介護の苦労をねぎらい，その不安に耳を傾けることが重要です．そのうえで正しい知識，疾患の病態や予後，重症度，対処法などを家族に示していくことにより，より適切な介護者教育を行うことが可能となります．またパンフレットを渡したり，**家族会などの支援グループ**への参加を促していくことも有効です．疾患の理解が深まるだけでなく，家族同士で悩みを共有し，お互いに相談に乗り合うことで負担はかなり軽減されます．

　疾患の病態や必要な知識をもつことは，その負担の軽減につながります．

> **Point**
> - 認知症患者への対応として，理解しやすい言葉を用いる，ゆっくり話すよう心がけるといった「相手のペースに合わせる」ことが重要である
> - 妄想や著しい病識の欠如に対しては「肯定も否定しない」ことが重要であり，そのような場合は話題を変えることも有効である

- 原則的には告知が必要である．しかし，その際には「もの忘れの病気である」といった伝え方でもよい
- 家族に対してはその介護負担を推し量ることが重要である．その際には訴えを傾聴し，正しい対処法を教授することで介護負担の軽減につながる
- 社会制度や家族会などの支援グループへの参加を促すことも重要である

2) 周辺症状（BPSD）の予防，早期発見，家族への説明

石川智久，西 良知，池田 学

1 認知症の種類によって出現するBPSDは異なり，病期によっても変化します

　　BPSD（behavioral and psychological symptoms of dementia：行動心理症状）といっても，症状は第4章-2）で述べたようにさまざまです．四大認知症〔アルツハイマー病（Alzheimer's disease：AD），血管性認知症（vascular dementia：VaD），レビー小体型認知症（dementia with Lewy bodies：DLB），前頭側頭葉変性症（frontotemporal lobar degeneration：FTLD）〕それぞれに出現するBPSDは違い，また初期に出やすい症状，病気が進むと出現する症状，逆に消える症状などがあるからです．四大認知症のすべてで多くの患者さんにみられるのが意欲の低下（無為・無関心）です．病初期には生活への支障や介護者の負担が小さいので，あまり注目されませんが，テレビを見ながらウトウトする状態が続くと筋力が低下し，ますます外出する意欲がなくなるという悪循環（廃用症候群）になり，認知症の悪化や寝たきりにつながるため注意が必要です．

2 どんなBPSDが現れるか，あらかじめ理解しておくことで冷静かつ適切な対応が可能となります

　　認知症の種類や病期によって出現するBPSDの特徴を，**医療者だけでなく介護に取り組むスタッフや家族もよく理解しておくことが大切**です[1]．
　　AD患者さんによくみられる物盗られ妄想は，初期の段階から現れやすい症状です．症状が出る前に理解しておくことは大切といえます〔第4章-2）**4** 2）物盗られ妄想 参照〕．

またFTLD患者さんには，攻撃的で粗暴な行動が多いといわれますが，暴力が起きるのはこの病気のBPSDである常同行動が遮られたときが多いのです．毎日同じリズムで生活し，同じ椅子に座って同じメニューを食べ，同じコースで散歩することに拘る患者さんの行動に対して，制限したり安易に遮ったりすることにより攻撃性を引き出してしまうので，慎重に対応することが必要となります〔第4章-2）**4**10) 常同行動と暴力 参照〕．

　VaD患者さんのなかでも日本人に多い皮質下虚血型血管性認知症では，意欲の低下以外のBPSDは初期にはあまりみられません．この認知症は小さな脳梗塞と大脳深部の白質虚血性病変が原因で発生するので，動脈硬化のリスクを下げるような内科的な管理を徹底して次の梗塞を防ぐことで進行を抑えられるのですが，激しいBPSDが少ないために早期発見が遅れるのが問題といえます．

3 通所施設やショートステイの利用は介護負担を減らすだけでなく，BPSDの緩和につながります

　AD患者さんによくみられる夜間徘徊の背景には昼夜の逆転があります．そこで，ショートステイを短期間利用して昼間の活動量を上げ，夜間は疲れて眠るという生活リズムができれば，夜間の徘徊はかなり防ぐことができます．

　DLB患者さんの場合も，幻覚や妄想などは昼間より夜間に出現することが多く，夜間に眠れないとBPSDが激しくなるため，デイサービスなどを利用して昼夜のリズムを整えることが効果的です．この場合，主治医からも**デイサービスのスタッフに対して利用目的を明確に伝える**ことが大切です．意欲の低下により静かに座っている利用者は手がかからないためスタッフの注意をひきません．通所先でウトウトしないようこまめに働きかけてもらうことが重要となります．

　FTLD患者さんの場合は，常同行動や脱抑制的行動が患者さんのQOL低下や介護者の負担になったり，社会的ルールに反していたりすることがしばしばあります．このような場合は，短期的な入院や入所で「より適応的

な常同行動を再構築する」という解決方法があります．患者さんの趣味や得意なことを生かし，それをくり返すことにより，新たな生活パターンを築くことが有効です．

　介護負担が許容範囲を超えるなどの特別な事情がなければ，デイサービスやショートステイを利用しないという家族が依然として多いのが現状ですが，医療・介護の専門家の手助けを受けることで，家族の心身の疲労を軽減するだけでなく，病状進行の抑制や，患者さん自身のQOL向上にもつながります．**必要な治療や介護を受けずにADLやQOLが低下する悪循環を防ぐためにも，通所など積極的に利用してもらえるように働きかけていく**ことは大切といえます．

4 家族教育，環境整備や社会資源の活用で解決しない場合には薬物療法を行います

　BPSDの特徴と対処法を知っておくことにより，家族も冷静に適切な対応をとりやすくなり，安心感にもつながります．「家族教育」はBPSDに対処するための第一歩であり，医療者の役割としても重要なことです．

　次に環境整備も重要となります．通所・入所施設を活用し，専門家の力を借りてBPSDの出現や悪化を抑制するのも環境整備ですし，夜間，家の中で迷うようなら照明を工夫するのも環境整備の1つです．

　DLB患者さんでは御飯にかかったゴマが虫に見えて食事ができなくなったり，ベッドの柵が蛇に見えて不安になったりといった症状がありますが，生活空間から**錯視を誘発するものを排除**すれば，かなり改善することができます．

　またDLB患者さんはよく転倒するのですが，これはパーキンソン症状だけでなく，視空間認知障害も関与していますので，**つまずきやすいものを片付け，床の色を統一**することも有効です．

　これらの取り組みで十分な効果を得られない場合は，不眠や不安，妄想などの症状に合わせて薬物療法を行うこともあります．しかし，**高齢者では薬が効きすぎるなどの副作用が現れることもあるので，使用する場合は**

リスクについても慎重に考慮し，十分なインフォームドコンセントを得ることが不可欠です〔第4章-2）**3**BPSDの薬物療法 参照〕．

5 患者さんそれぞれの家庭環境はもちろん，地域性なども考慮した治療とケアが大切です

1）環境に合わせて必要な治療を

例えば徘徊について考えると，**治療対象となるのは患者さんの日常生活に支障をきたしている場合，事故や転倒の原因となる可能性のある場合，あるいは介護者の負担が大きい場合などのある一定の場合であって，さまざまなBPSDのなかには，治療やケアを必要としないものもあります**．

例えばFTLD患者さんでは空間認知能力が保たれていることが多く，徘徊しても自力で戻ることができるため薬物療法を行う必要がないことも多いです．またAD患者さんの徘徊でも，農村部では自動車がほとんど走っておらず地域コミュニティも密接なので，日中は隣近所の人たちが見守って村を出てしまいそうになったときだけ誘導することで，安全に暮らせている地域もあります．しかし都市部では事故につながる可能性が高く，薬物療法が必要となることもあります．そうすると農村部は認知症患者さんが暮らしやすいようにも思えますが，人口の少ない地域は利用できる介護サービスが少ないという欠点もあり，環境によって最適な治療法を考えることも大切といえます．

2）患者さんの立場を理解して安心感を与える対応を

認知症になると，記憶障害のため自らの体験そのものを忘れてしまうことから，あると思っていた場所に財布がなかったり，全く身に覚えのないことについて周囲から責められたりするようなことを日常的に体験するようになります．またADL障害も加わり，以前は簡単にできていたことができなくなることにより，「自分はどうなってしまったのだろう」「この先どうなるのだろう」と不安になったり，気持ちが落ち込んだりすることは自然な反応であり，「周りが自分に嫌がらせをしている」と妄想的に考えるよ

うになることは無理もないことと思われます．

　このような機序で引き起こされるBPSDに対して，**説得して誤りを理解させようとしても効果がないことも多く，患者さんの不安に対して周囲からは安心感を与えるような対応**が望まれます．もの忘れをその都度指摘するよりも，自らの障害に向き合わせない配慮も必要なことがあります．

　BPSDを介護者の立場から「問題行動」ととらえるのではなく，BPSDは原因疾患に特徴的な症状やその人の心の表現であり，その意味を疾患の特徴やその人の立場で理解して対応することが大切といえます．

Point

- BPSDに適切に対応するためには，医療，介護，行政が連携し，患者さんをあらゆる側面から支援する体制を構築する必要がある．そのためには病診連携，さらに医療と介護の密接な連携が不可欠である
- 認知症の種類や病期によって出現するBPSDの特徴を，医療者だけでなく介護に取り組むスタッフや家族もよく理解しておく必要がある．近年，認知症に共通して出現する症候として捉えられていたBPSDを脳損傷部位に特徴的な症候として捉えるようになり，その対応については疾患別モデルの開発も進んできている．各疾患に特徴的なBPSDを知ることにより，患者さんの症状に対して，適切に対応するための助けとなる
- 原因疾患を見極め，介護者とともに，患者さん本人に目を向けることはBPSDの対応において重要である

文献・参考文献

1）「認知症　専門医が語る診断・治療・ケア」（池田　学 著），pp.46-63，中央公論新社，2010

3）認知症患者に起こりやすい合併症の予防と対応

涌谷陽介

1 はじめに

　認知症は，どのようなタイプの認知症であっても現時点では完全に進行を止めることは困難で，症状は徐々に進行性の経過をたどります．内科的に捉えると，認知機能障害の進行は，患者さん本人による体調管理の困難さにつながるきわめて重要な問題です．

　本項では，認知症患者に起こりやすい合併症の予防と対応について，ポイントを概説します．

2 認知症患者の体調管理や診察

　アルツハイマー型認知症（Alzheimer's disease：AD）を例にとると，ADではいわゆるエピソード記憶や日時・時間見当識が特徴的かつ進行性に障害されます．記憶障害の病歴聴取として，「昨日の晩ご飯は何でしたか」「今日の日付を教えてください」といった質問が汎用されます．それに答えることができなかったり，戸惑ったり取り繕ったりする場合には，『記憶障害あり』という判定になり，認知症診断の一助となります．

　しかし，視点を変えてみれば，エピソード記憶障害が進行すると体調管理に必要なエピソード（例えば，いつどんなものを食べたのか，どんな便が出たのか）も憶えておくことができなくなり，意欲低下〔あるいはアパシー（発動性の低下，何もしようとしない）〕や実行機能障害が加わるなかで，**体調管理のためのセルフケアが不十分になっていく**ことを銘記すべきです．

　内科医の役割として，認知症の診断がついてからは，認知症に起こりや

すい合併症をよく理解し，早期発見や予防，本人・家族へのアドバイス，ケアスタッフとの連携につなげることが非常に重要です．

可能なかぎり**来院ごとに体重，体温，血圧，脈拍といった身体基本情報（いわゆるバイタルサイン）を記録し，内科的診察（眼瞼結膜，口腔内の観察，心音，肺音，腹部所見，皮膚状態，浮腫の有無）を行う**ことが必要です．患者さんが診察室に入ってくる姿を観察するだけでも，表情や歩きぶりから精神活動や運動機能の変化を推察できる場合も多くあります．

また，患者さんが家族にも症状を訴えないことも多いため，家族が患者さんの身体的な変化に気がついていない場合もあり，医師や看護師による身体的な診察・観察が身体合併症を早期に発見するうえで大切です．

COLUMN

不眠の原因が膀胱炎？

80代のADの患者さんが，ある時期から比較的急速に夜間不眠がひどくなりました．日中はうとうとすることが増え，夜間になると頻繁にトイレ通いが始まり，横になってもすぐに起き上がってしまうようになったようです．家族が観察すると，トイレに入りしばらくするとトイレットペーパーを引き出す音やトイレを流す音も聞こえていたようです．ご本人からは特に症状の訴えはなく，家族が尋ねても「大丈夫，何ともない」という返事でした．家族からは「眠れないので睡眠薬を処方してほしい」との希望もありましたが経過観察することにしました．

次第にデイサービスでも，常にそわそわして表情は険しくなり，何度もトイレに通うようになりました．体温や血圧，SpO$_2$などのバイタルサインに異常はみられません．便秘はないようでした（どれくらい出ていたかは不明であるものの，便器や下着に便が付着していたり，においがしたりするためひどい便秘はないと思われていた）．

ある日，ケアスタッフが入浴後の更衣介助をしているときに，尿臭がきついことや下腹部が張っていることに気づき，看護師が測定器で残尿を調べたところ多量の残尿があることがわかりました．拒否が強かったもののなんとか看護師が導尿すると非常に混濁した初期尿が排出された後，800 mLほどの排尿がありました．検尿所見では膀胱炎の所見でしたが，血液検査ではCRPや白血球の上昇は軽

度です．抗生物質を投与したところ，しばらく看護師による間欠的導尿が必要でしたが，次第にスムーズに自己排尿が可能となり（患者さんが家族やケアスタッフがトイレ内に一緒に入ることは拒否されたため，ご家族やスタッフが排尿の「音」を確認），夜間不眠も軽快しました．

認知症患者の夜間不眠の原因が，この症例のように，尿路感染症だけでなく，心不全の悪化（いわゆる起座呼吸）等であったりする場合もあるので，注意が必要です．

3 認知症に合併する身体疾患・症状

国立長寿医療研究センターの「もの忘れセンター外来」の調査によると[1]，認知症に合併する身体疾患・症状のうち，30％を超える高頻度のものは，聴力障害，頻尿，転倒，下肢痛，下痢・便秘といったいわゆる老年症候群が多いと報告されています（図）．高齢者一般に多い症候ですが，認知症患者では認知機能障害により特有の問題を引き起こしたり，第4章-2），第6章-2）で詳述されているBPSD発症・悪化の要因となったりするため配慮が必要となります．

1）聴力障害

聴力障害は高齢者では頻度の非常に高い症状であり，認知症患者に聴力障害を合併すると，さらにコミュニケーションを妨げる要因となります．また，最近の海外での疫学調査では，聴力障害自体が認知症発症の危険因子として注目されています[2]．セルフケアが不十分となるなかで，耳垢塞栓も頻繁にみられます．

認知症が中等度以降になると，**補聴器の操作・装着が困難**になったり，頻繁に紛失（しまい込んでしまう場合もある）したりするため，できる限り早期に対応することが必要です．耳鼻科医との連携も重要です．

また，**大きな声でのコミュニケーションからは，穏やかな声色や表情が失われ，伝えたい情報よりも険しい声・表情が患者さん本人に伝わってしまい**，心理的な不安定さを引き起こす場合もあります（患者さん本人は，

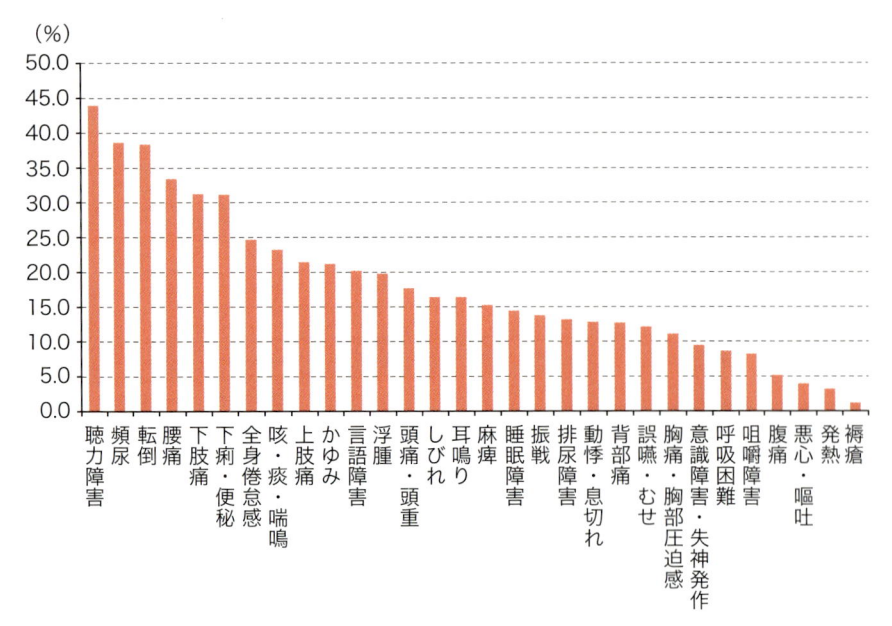

図● 認知症に合併する身体症状
文献1より改変して転載

棒グラフの項目（左から）：聴力障害、頻尿、転倒、腰痛、下肢痛、下痢・便秘、全身倦怠感、咳・痰・喘鳴、上肢痛、かゆみ、言語障害、浮腫、頭痛・頭重、しびれ、耳鳴り、麻痺、睡眠障害、振戦、排尿障害、動悸・息切れ、背部痛、誤嚥・むせ、胸痛・胸部圧迫感、意識障害・失神発作、呼吸困難、咀嚼障害、腹痛、悪心・嘔吐、発熱、褥瘡

「よく怒られるようになった」と表現する場合もある）．家族へ対応の工夫を指導する必要もあります〔できるだけ近づいて（場合によっては耳元で），ゆっくりはっきり話すなど〕．

2）視覚障害

認知症患者では，白内障，緑内障，黄斑変性症，眼底出血など，高齢者で頻度の高い**眼科的疾患が見逃される場合も多く**みられます．「最近あまりテレビや新聞をみなくなった」という家族の訴えが，認知機能低下や意欲低下・アパシーの問題ではなく，眼科的疾患の悪化である場合もあり注意が必要です．

視力障害が進行すると，視覚的誤認や幻視（いわゆるシャルル＝ボネ症候群の場合もある）につながる場合があります．視覚性誤認や幻視と思われる症状を伴うと，最近ではレビー小体型認知症と診断される場合も多くなっていますが，まず，眼科的なスクリーニングが必要であり，眼科医と

の連携が重要です．

3）転倒

認知症患者は，いわゆる「転倒リスク」が高いと考えられています[3]．危険予知能力低下，二重課題遂行困難，視空間認知障害といった認知機能障害や，レビー小体型認知症・血管性認知症に起きやすい運動機能障害（パーキンソニズム，麻痺，前頭葉性失調）により転倒のリスクは高まります．**環境整備（手すり，照明，段差）や歩行補助具（杖，歩行器，シルバーカー）**を適切に使用する必要があります．認知症患者では，適切な受け身ができないため，しばしば大腿部頸部骨折などの重大な外傷につながることがあります．

また，認知症患者の転倒には，薬剤による過度の降圧，睡眠薬，安定剤，抗ヒスタミン薬，抗認知症薬，向精神薬などの**薬剤の副作用の関与**もあることを銘記すべきです．

4）栄養障害

「昨日の晩ご飯の内容を憶えていない」あるいは自分の食欲に関してきちんと自己評価ができないということは，長期的にみれば栄養障害を引き起こす可能性を示唆しています．特に独居あるいは高齢世帯の認知症患者では，その可能性はさらに高くなります．体重の変化などの身体所見や血液検査所見より栄養障害の可能性を予見し，指導や処方を行うことが重要です．一例として，血液一般検査での平均赤血球容積（mean corpuscular volume：MCV）の上昇は，ビタミンB_{12}や葉酸の欠乏を予想させます．

また，最近では，血液検査値により得られる栄養障害の指標として，CONUT（controlling nutritional status）法も汎用されるようになっています（**表**）[4]．

栄養障害があると，後述の各種の身体合併症（肺炎，骨折，褥瘡を含む皮膚トラブル）の悪化や治癒遅延につながる場合もあり，適切なアセスメントが必要となります．必要に応じて栄養指導を行ったり栄養補助食品の利用を勧めたりすることも重要です．

表● CONUT値の算出と判定

アルブミン（g/dL）	≧3.50	3.00〜3.49	2.50〜2.99	<2.50
アルブミンスコア	0	2	4	6
リンパ球数（/μL）	≧1600	1200〜1599	800〜1199	<800
リンパ球スコア	0	1	2	3
コレステロール（mg/dL）	≧180	140〜179	100〜139	<100
コレステロールスコア	0	1	2	3

CONUT値＝（アルブミンスコア）＋（リンパ球スコア）＋（コレステロールスコア）

栄養レベル判定

CONUT評価	正常	軽度	中等度	高度
CONUT値	0〜1	2〜4	5〜8	9〜12

5）口腔ケア

　口腔ケアの問題は，認知症の進行に伴うセルフケア障害のうち，前述の栄養障害の問題や後述の誤嚥性肺炎の発症にもつながる重要事項です．歯磨きや入れ歯の適切な管理に支障をきたすようになると，齲歯・歯周病の悪化を招きます．定期的に口腔内を観察し，問題がある場合は家族指導を行い，適宜歯科医へコンサルテーションすべきです．

6）呼吸器感染症（誤嚥性肺炎を含む）

　神経症状として比較的嚥下障害を合併しやすい血管性認知症，進行性核上性麻痺，レビー小体型認知症などパーキンソニズムを伴う認知症だけでなく，進行したいずれのタイプの認知症においても，**呼吸器感染症，特に誤嚥性肺炎の発症は生命予後に直結する問題**です．

　口腔ケアの励行，肺炎球菌ワクチンの接種，インフルエンザワクチンの接種，栄養状態の維持・改善，食事形態の工夫，適切な姿勢のセッティング（シーティング），気候に応じた適切な衣類の選択，適切な室温・湿度の維持など，家族やケアスタッフと協力しながら呼吸器感染症予防に努めるべきです．

7）排尿障害や便秘

　排尿障害や便秘も認知症患者の体調管理やQOLにかかわる重要な問題です．また，排尿障害や便秘の悪化は，不眠・不機嫌・不穏といったいわゆるBPSDの悪化要因にもなりえます．

　排尿障害，特に頻尿は認知症患者に頻繁にみられる症状です．器質的な変化や膀胱炎などの炎症，いわゆる過活動膀胱，記憶障害，環境要因など，多くの要因がかかわっています．

　便秘の場合，家族，介護者からの情報や腹部身体所見などより適切な治療を行うべきで，医薬品としての各種下剤のみならず，食材，水分，プロバイオティクスに配慮した食品・薬剤を病態に応じて選択する必要があります．

8）皮膚の状態や下腿浮腫などの観察

　皮膚の状態の評価は，前述の栄養状態や脱水状態を推定するうえでも役に立ちます．顔面，前腕，下腿といった観察のしやすい部位や胸腹部の診察の際にも皮膚の状態は確認することができます．

　下腿浮腫の原因はさまざまですが，両側性で非常に目立つ場合や悪化する場合は，心不全，腎不全，栄養状態の悪化（低蛋白血症），甲状腺機能低下症などを鑑別する必要があります．片側性である場合や熱感・腫脹を伴う場合は，静脈血栓症（血栓性静脈炎），深在性感染性（蜂窩織炎など），リンパ性浮腫などを鑑別すべきです．

　足・足爪白癬も悪化してはじめて発見される場合もあり，注意が必要です．運動機能障害がある認知症患者では，褥瘡の有無を適宜確認する必要があります．

4 服薬管理

　服薬管理困難は，認知症が進行するなかでほぼ必発といってよい状態です．服薬が不十分になり生活習慣病（高血圧や糖尿病）の悪化につながる場合が頻繁にみられます．

　一方，**過量内服による副作用・副反応**もみられる場合があります．過量

内服による副作用に関しては，本人が飲み過ぎてしまう（例えば内服したことを忘れ，再度内服してしまう）場合のみならず，家族やヘルパーが服薬管理をし始めたときや患者さんが入院し薬剤師・看護師が与薬し始めたときにも起こりえます．例えば，在宅では降圧薬を飲み忘れることが多かったにもかかわらず，身体合併症で入院したときなどに，降圧薬を急に「**きちんと」内服**するようになり，過度の降圧による失神やふらつきによる転倒を起こす場合もあります．

内服状況（内服コンプライアンス・アドヒアランス）をわかる範囲内で把握し，適切な薬剤調整を行うことが重要です．

5 おわりに

認知症患者の体調管理，身体疾患の早期発見・早期治療，およびいわゆるBPSDの発症予防・軽減のため，これまで以上に総合的な内科的診察・診断技術が重要になると考えられます．

> **Point**
> - 認知症患者の身体的鑑察・診察は，合併症の予防や管理に重要である
> - 認知症患者の体調管理には介護者（家族，ケアマネージャー，ケアスタッフ）との連携も重要である
> - 身体疾患の発症や悪化は，いわゆるBPSDの発現・悪化要因となるので注意が必要である

文献・参考文献

1）櫻井　孝：認知症に合併する身体疾患の包括的対応．Dementia Japan, 27：225-236, 2013
2）Lin, F. R., Yaffe, K., Xia, J., et al. ; Health ABC Study Group: Hearing loss and cognitive decline in older adults. JAMA Intern Med, 173：293-299, 2013
3）Asada, T., Kariya, T., Kinoshita, T., et al. : Predictors of fall-related injuries among community-dwelling elderly people with dementia. Age Ageing, 25：22, 1996
4）Ignacio de Ulíbarri, J., González-Madroño, A., de Villar, N. G., et al. : CONUT: a tool for controlling nutritional status. First validation in a hospital population. Nutr Hosp, 20：38-45, 2005

第6章 フォローアップ，ケア，家族へのアドバイス

4）知っておきたい福祉制度

互 健二，角 徳文，繁田雅弘

1 介護保険制度

　認知症患者に対する医療・保健サービスは，医療保険制度，介護保険制度によって提供されています．こと福祉サービスに関しては，介護保険制度の給付によって行われるものが大きくなっています．

　保険を利用する被保険者には2種類あり，第1号被保険者と第2号被保険者に分類されます．第1号被保険者とは65歳以上で原因を問わず介護や支援が必要と認定された者，第2号被保険者とは40〜65歳未満で老化が原因とされる特定疾病により同様の福祉が必要と認定された者を指します．

　給付を受けるには各保険者の認定を受ける必要があり，認定は要介護認定と要支援認定に分類されます．要介護は1〜5の5段階に，要支援は1〜2の2段階に分類されます．その際，**認定には介護認定審査会の審査・判定を受ける必要があり，かかりつけ医には資料として主治医意見書の作成を求められます**．

　このように成された認定区分に基づき，実際にさまざまなサービスが導入されます（**表1**）．加えて介護保険以外にも各自治体より高齢者向けの個別のサービス（緊急通報システム，配食サービス，徘徊高齢者に対する探索ネットワークなど）が提供されており，こちらも利用価値が高いです．またこのようなサービスのうち，特に**通所介護は介護負担の軽減につながるだけでなく，認知症患者の機能維持や生活リズムの改善などを通じたBPSDの治療にも有効**です．このことは，介護サービスが福祉的な側面だけでなく，治療的な側面ももっていることを示しているのかもしれません．

表1 ● 介護保険による介護サービスの種類

介護予防サービス	介護予防訪問介護 介護予防通所リハビリテーション 介護予防短期入所生活介護　など	
地域密着型介護予防サービス	介護予防小規模多機能型居宅介護 グループホーム　など	
居宅サービス	訪問サービス	訪問介護 訪問看護 訪問入浴 居宅療養管理指導　など
	通所サービス	通所介護 通所リハビリテーション
	短期入所サービス 福祉用具の貸与や購入	短期入所生活介護　など
施設サービス	介護老人福祉施設 介護老人保健施設 介護療養型医療施設	
地域密着型サービス	小規模多機能型居宅介護 夜間対応型訪問介護 グループホーム　など	

2 介護保険を利用できない場合

　一方で早期の若年性認知症の場合などにおいて，ADLが自立していることから介護保険を利用できないこともあります．また若年性認知症は就労中に発症することがほとんどで，家族は介護だけでなく同時に経済的な問題をも抱えることとなります．その際には**障害者自立支援法に基づく福祉サービス**を受けることができるだけでなく，経済的支援として**傷病手当金**や**障害年金**などを利用することも可能です（**表2**）．

3 成年後見制度

　最後に成年後見制度についても触れておきます．認知症高齢者は契約当事者としての能力が欠如していることから，介護保険制度の発足を契機に同制度が制定されました．従来の禁治産・準禁治産制度と異なり，契約に

表2 ● 若年性認知症で利用できるサービス

	就労時から利用可能なサービス	退職後に利用できる制度
障害福祉サービス	精神障害者保健福祉手帳	障害者自立支援法に基づくサービス
介護サービス		介護保険制度／高額介護サービス費／
医療費助成	自立支援医療費／高額医療費	高額医療・高額介護合算療養費制度
税の控除	税金の控除	
経済的支援	傷病手当金／障害年金	雇用保険制度／特別障害手当
日常生活支援		日常生活自立支援事業／成年後見制度
企業が利用可能な制度	障害者雇用納付金制度	

よって後見人を定める任意後見制度が新設されました．また，公的後見ともいう法定後見制度においては，従来の禁治産に相当する「後見類型」，準禁治産に相当する「補佐類型」，そして能力をある程度保持している人のための「補助類型」が新設されました．家産の維持と取引相手の保護を主眼とした従来の制度から，個人の自己決定権をできる限り尊重し，能力を喪失した後においても自己の意思を尊重し，身上保護を目指す制度として積極的に利用が望まれます．

Point

- 認知症ケアにおいて利用できる福祉制度としては，介護保険が最も一般的であり，介護負担の軽減だけでなく機能維持やBPSDの治療にも有用である
- 一部若年性認知症など介護保険が利用できない場合や不十分な場合，障害者自立支援，精神障害者保健福祉手帳，障害年金などのさまざまな制度がある
- 成年後見制度は，患者さんの家産保護のみならず，身上保護にも配慮している

第6章 フォローアップ，ケア，家族へのアドバイス

5）ケアマネジャーとの連携

粟田主一

1 はじめに

　　介護保険制度の基本理念は，高齢者の尊厳を守り，その人らしい自立した生活が送れるよう，「利用者本位」のサービス提供を実現することにあります．しかし，認知症高齢者のニーズは多様であり，利用者や家族が各種サービスの情報を収集し，本人の状況に最もふさわしいサービスを選択し利用していくことは容易ではありません．ケアマネジメントとは，そのような利用者や家族を支援して，日常生活の営みを阻む複合的な生活課題（ニーズ）を分析し，利用者を主体にして，課題解決をめざした支援を適切かつ効果的に提供するための手法です．介護保険制度において行われるケアマネジメントは「介護支援サービス」と呼ばれ，その業務を担う専門職を「**介護支援専門員（ケアマネジャー）**」と呼びます．

2 ケアマネジメントの流れ

　　介護保険制度におけるケアマネジメントには，以下のようなプロセスがあります．
① **インテーク**：ケアマネジャーが利用者の依頼を受けて相談に応需する．
② **アセスメント**：利用者の生活全般の課題（ニーズ）を分析し，解決すべき生活課題を明らかにする．
③ **ケアプラン**：課題分析で明らかにされたニーズを解決するために，総合的な介護サービス計画（ケアプラン）を作成する．
④ **ケアプランの実施**：介護サービス計画に組み込まれた各種サービスを実施するために事業者の調整・仲介を行い，サービスの利用を開始する．

⑤ **モニタリング**：計画に沿って実施されるサービスを継続的に把握し，その結果を再評価する．

3 介護保険サービスを利用するまでの手続き

医師は，本人や家族に，介護保険サービスを利用するまでには以下の3段階の手続きがあることを伝える必要があります．

1）要介護・要支援認定の申請

介護保険サービスを利用するにあたっては，本人または家族が居住地の市町村の担当窓口（介護保険課など）に要介護・要支援認定を受けるための申請を行わなければなりません．申請書は市町村担当窓口またはホームページから入手することができます．本人または家族による申請が難しい場合には，地域包括支援センターや居宅介護支援事業所に代行申請を依頼することもできます．申請後，市町村職員または訪問調査員による聞き取り調査が行われ，コンピュータによる一次判定を受けます．コンピュータによる判定結果と，訪問調査の特記事項，主治医意見書をもとに介護認定審査会が二次判定を行い，原則として30日以内に被保険者に対して結果が通知されます．

2）ケアプランの作成

要介護1以上の認定を受けた被保険者が居宅サービスを利用する場合には，居宅介護支援事業所のケアマネジャーにケアプランの作成を依頼し，介護保険施設サービスを利用する場合には，施設のケアマネジャーにケアプランの作成を依頼します．要支援1・2の認定を受けた被保険者が介護予防サービスを受ける場合には，地域包括支援センターのケアマネジャーにケアプランの作成を依頼します．

3）サービス事業所との契約

ケアプランの内容を確認し了承したら，介護サービス提供事業者との連

絡・調整はケアマネジャーが行いますが，それぞれのサービス提供事業者との契約は利用者が行います．ケアマネジャーはその後も定期的に利用者の心身の状況等を把握し，必要に応じて，利用者と相談しながらサービスの変更・調整を助言します．

4 医師とケアマネジャーとの連携

　認知症の患者さんと家族が，住み慣れた地域のなかで継続的に暮らしていくことができるようにするために，医師はケアマネジャーと連携して，必要なサービスが一体的・効果的に提供できるようにしていかなければなりません．

1）情報の共有

　認知症の患者さんのケアプランを作成するには，
① 認知症の原因となっている疾患（**認知症疾患**），
② **認知機能障害**の特徴と程度
③ **生活機能障害**の特徴と程度
④ 合併する**身体疾患**の特徴と治療方針
⑤ **行動心理症状**の特徴
⑥ **社会的状況**（家族状況，居住環境，経済状況，地域社会との関係など）
⑦ **サービスの利用状況**

などに関する情報の把握が不可欠です．このなかで，①②④は医療に関連する情報であり，医師からケアマネジャーに伝えるべき項目です．一方，医師は，ケアマネジャーから，③⑤⑥⑦について情報を得る必要があります．特に生活機能障害には，服薬管理や食事の状況など，医療の方針と密接に関連した情報が含まれています．

2）サービス担当者会議

　ケアマネジャーが開催する「サービス担当者会議」では，多様な関係職の間で情報共有が行われ，ケアプランが合議によって作成されます．しか

し，実際には日程調整の困難さがあり，医師の参加は少ないです．医師は，事前にケアマネジャーに情報を伝え，サービス担当者会議において関係職間で情報が共有できるようにしておく必要があります．

3）地域ケア会議

認知症高齢者のなかには，一人暮らしのために服薬管理や栄養管理がうまくいかない，家族がいても機能していない，病状が悪化しているが通院しないなど，医療サービスの提供自体に支障をきたしている事例があります．地域包括支援センターで開催される「地域ケア会議」は，医師，ケアマネジャー，介護保険サービス事業者，本人・家族，地域の関係者などが一堂に会し，医療・介護のみならず，インフォーマルなサービスや新たな社会資源の開発も視野に入れた支援プランの検討が行われます．

> **Point**
> - ケアマネジメントとは，複合的な生活課題をもつ人のニーズを分析し，利用者を主体にして，課題解決をめざした支援を適切かつ効果的に提供するための手法である
> - 介護保険サービスを利用するまでには，①要介護・要支援認定の申請，②ケアプランの作成，③サービス事業所との契約，という3つの手続きがある
> - 必要なサービスが一体的に提供できるように，医師とケアマネジャーは情報を共有し，サービス担当者会議でケアプランを作成し，サービス提供が困難な事例については地域ケア会議で支援プランの検討を行う

6）介護保険の主治医の意見書の書き方

浦上克哉

　認知症は脳神経系の病気としての医療的対応とともに，生活障害への対応が求められる疾患です．認知症診療にあたる医師は，薬物治療を行うとともに介護保険の主治医の意見書の適切な記載を行う必要があります．適切な記載をするためには，認知症に対する正しい知識・理解と認知症診療のノウハウ，そして認知症患者の生活状況の把握が必要です．

1 病名は診断名を

　病名の記載について，これまで「全く病名が記載されていない」，記載されていても「認知症」，「老年期認知症」あるいは「老人性認知症」などの症状名のみで，診断名が記載されていない不十分なものが多くありました．診断名として，「アルツハイマー型認知症」，「レビー小体型認知症」，「血管性認知症」，「前頭側頭型認知症」などと記載すべきです．それには，鑑別診断能力を身につけるか，専門医へ紹介する必要があります．

2 日常生活，周辺症状，身体所見の記載の注意

　日常生活の評価は，診察室における本人への病歴聴取や診察だけでは難しく，必ず家族やケアマネージャーから生活状況を十分聞き，そこから適切なチェックをすべきです．

　周辺症状の記載ですが，火の不始末が以前にあったため，家族が全く火を取り扱わないようにしている場合など，「火の不始末はない」ということになり，あたかも正常のように評価されてしまいます．徘徊では，過去に家から夜中に出て迷子になったことがあり，厳重に鍵をかけており現時点

> 　もの忘れがひどくて、火のつけ放し、水の流し放し、徘徊して行方不明になるなどの症状がみられ、常時見守りが必要であり、大きな介護負担となっている。主介護者の介護負担軽減のためにも、通所サービス等の利用が望ましいと考える。

図1●自由記載欄の新規申請の見本

では「徘徊がない」という場合もあり，これもあたかも正常のように評価されてしまう危険性があります．このような**家族がいつも注意を欠かせない状況の場合「ある」と判定**するか，あるいは以下に述べる自由記載欄にその旨をできるだけ詳細に記載することが望ましいでしょう．

　身体所見では，**筋力低下があることが多く，リハビリテーションができるデイケアを勧めた方が良いケースがしばしばあります**．筋力低下は転倒の原因ともなります．高齢者がよく「ふらふらする」と訴えるのを以前は"脳循環不全"ととらえていましたが，実際は筋力低下により「ふらふら」しているケースが多いことがわかってきました．転倒する理由として，つまずいて転びそうになったときに，筋力が低下しているためにふんばれないで転んでしまうのです．足の筋肉を見てみると，著しく筋萎縮をきたしているのです．服の上から見ただけでは筋萎縮の程度がわからないので，実際の筋肉の状態を見て，触れて確認することが望ましいでしょう．

3 自由記載欄の書き方

　自由記載欄が最後にありますが，ここには**生活上困っている具体的な内容を記載**することが望ましいでしょう．介護認定調査会の委員は，判断に迷う場合，自由記載欄の記述を参考にするからです．

　新規の場合であれば，**図1**のように具体的に困っている実例をあげ，介護者の負担軽減の必要性を理解してもらえるように記載します．

> 通所サービスの利用により本人は生活にリズムができ明るくなり、症状も安定している。介護している家族も本人が通所サービス利用中には自分の時間が作れて、リフレッシュできている。このような効果がみられており、継続した通所サービスの利用が望ましいと考える。

図2●自由記載欄の継続申請の見本

継続申請の場合では，図2のように現在のサービス利用は効果が得られており，継続した利用で現在の生活状況を維持することが必要であることを記載します．

多忙な日常診療のなかで自由記載欄を記載するのは，面倒なことと感じるかもしれませんが，要介護認定の判定に影響力があるので，頑張って記載していただきたいと思います．

4 おわりに

以上に述べてきたような生活状況の把握には，介護している家族やケアスタッフからの詳細な情報が欠かせません．多職種協働，地域連携ということが言われていますが，このことが適切な介護保険の書類作成につながると考えます．

Point
- 適切な診断名を記載する
- 日常生活を十分聴取して記載する
- 自由記載欄に生活上困っている具体的な内容を，できるだけ詳細に記載する

索 引

数字・欧文

数字

- 3D-SSP ……………………………… 197
- 4つのD ……………………………… 65

A～F

- ADAS-J cog ………………………… 90
- Argyll Robertson瞳孔 ……………… 94
- Asterixis …………………………… 103
- BPSD ……………………… 14, 112, 180
- CDR ………………………………… 90
- CDT ………………………………… 85
- CONUT ……………………………… 233
- eZIS ………………………………… 120
- FAB ………………………………… 90
- FAST ………………………………… 92
- FLAIR ……………………………… 135
- FTDP-17 …………………………… 100

H～N

- HDS-R ……………………………… 78
- humming bird sign ……………… 215
- I don't know answer ……………… 72
- MCI …………………………… 12, 154
- MIBG心筋シンチグラフィ …… 126, 200
- Mingazzini試験 …………………… 95
- MMSE ……………………………… 83
- NMDA受容体拮抗薬 ……………… 146
- NPI ………………………………… 92
- NPI-D ……………………………… 113

O～W

- OLD ………………………………… 16
- PVH ………………………………… 37
- PVL ………………………………… 37
- SPECT ……………………………… 197
- T1強調画像 ………………………… 135
- T2強調画像 ………………………… 135
- VSRAD ……………………………… 118
- WAIS-Ⅲ …………………………… 89
- WCST ……………………………… 90
- Wilson病 …………………………… 103
- WMS-R ……………………………… 89

和文

あ

- 亜急性硬化性全脳炎 ……………… 179
- 悪性症候群 ………………………… 160
- アセチルコリン …………………… 146
- アセチルコリンエステラーゼ阻害薬 … 146
- アパシー …………………………… 185
- アマンタジン ………………… 162, 165
- アリセプト® ……………………… 147
- アルコール脳症 …………………… 179
- アルツハイマー型認知症 …… 26, 99, 121, 146, 200
- 安静時振戦 ………………………… 102
- アンモニア ………………………… 57

い

- イクセロン®パッチ ……………… 148
- 意識障害 ……………………… 52, 56

247

イフェンプロジル ……………………… 162, 165
イブジラスト ………………………… 162, 165
意味記憶 ………………………………………… 34
意味性認知症 ……………… 34, 127, 169, 209
意欲・活動性低下 …………………………… 185
意欲低下 ……………………………………… 167

う〜お

ウェクスラー記憶検査 ………………………… 89
ウェクスラー成人知能検査 …………………… 89
うつ病 …………………………………… 54, 109
うつ病（うつ状態）…………………………… 29
運動時振戦 …………………………………… 102
運動麻痺 ………………………………………… 94
栄養障害 ……………………………………… 233
易転倒性 ………………………………………… 64
鉛管現象 ……………………………………… 100
嘔気・嘔吐 …………………………………… 153

か

介護者教育 …………………………………… 222
介護者負担 …………………………………… 222
介護抵抗 ……………………………………… 180
介護保険 ……………………………………… 198
介護保険制度 ………………………………… 237
下角 …………………………………………… 197
拡散強調画像 ………………………………… 136
下垂体機能低下症 …………………………… 179
仮性認知症 ………………………………… 54, 72
画像統計解析 ………………………………… 117
ガランタミン ……………………………… 147, 150
考え不精 ………………………………………… 65
肝硬変 ………………………………………… 57
肝性脳症 ………………………………… 103, 179
顔貌 ……………………………………………… 93

き

記憶障害 ……………………………………… 180
企図振戦 ……………………………………… 103
吸引反射 ………………………………………… 98
強剛 …………………………………………… 100
強制把握 ………………………………………… 98
胸部Ｘ線検査 ………………………………… 139
局所神経症状 …………………………………… 37
筋萎縮性硬化症 ………………………………… 93
筋強剛 …………………………………… 32, 199
筋強直性ジストロフィー ……………………… 93
筋緊張 …………………………………………… 99
筋力低下 ……………………………………… 245

く・け

口とがらし反射 ………………………………… 99
クレアチニン …………………………………… 57
クロイツフェルト・ヤコブ病 …… 29, 134, 179
ケア …………………………………………… 220
ケアプラン …………………………………… 241
ケアマネジメント …………………………… 240
ケアマネジャー ……………………………… 240
痙性 …………………………………………… 100
頸動脈超音波検査 …………………………… 139
軽度認知症 …………………………………… 152
軽度認知障害 ………………………………… 12
血液検査 ……………………………………… 138
血管性認知症 … 28, 93, 94, 104, 124, 162, 200, 213
幻覚 ……………………………………… 159, 180, 199
幻視 …………………………………… 31, 64, 65, 189
幻想 …………………………………………… 159
腱反射 …………………………………………… 96

こ

高アンモニア血症 ……………………………… 48
構音障害 ……………………………………… 204

高血糖	56
甲状腺機能低下症	179
構成障害	107
抗精神病薬	160
行動心理症状	14
興奮	154
興奮，易怒性	186
硬膜下血腫	94
誤嚥性肺炎	234
固化徴候	100
告知	221
語健忘	63
固執傾向	171
誤認	65
コリンエステラーゼ阻害薬	156

さ・し

サービス事業所	241
サービス担当者会議	242
再発予防	40
錯語	209
サルコイドーシス	179
シェロングテスト	143
視覚障害	232
姿勢時振戦	102
姿勢反射障害	212
失語	180
失行	180
実行機能障害	180
失語症	209
失調歩行	106
失認	180
自由記載欄	245
重度認知症レベル	152
周辺症状	14, 112, 180
手指構成	87

障害者自立支援法	238
消化器症状	153
使用行動	65
焦燥	154
常同行動	64, 171, 190
情動失禁	204
小脳機能障害	103
情報の共有	242
初期認知症徴候観察リスト	16
食行動異常	180, 189
徐脈	154
神経梅毒	94
神経ベーチェット	179
進行性核上性麻痺	28, 93, 94, 99, 104, 133, 216
進行性多巣性白質脳症	179
進行性非流暢性失語	34, 169
振戦	102, 199
腎臓疾患	58
診断名	244
心電図検査	140
人物誤認徴候	65

す〜せ

髄液検査	138
垂直性眼球運動障害	94, 212
睡眠時無呼吸症候群	49
睡眠障害	180, 189
スクリーニングテスト	77
正常圧水頭症	28, 41, 106, 130, 179
成年後見制度	238
脊髄小脳変性症	103, 106
先制医療	20
前頭側頭型認知症	34, 127, 169
前頭側頭葉変性症	28, 34, 169
せん妄	50, 52, 64, 110

た・ち

第1期	26
第2期	26
第3期	26
滞続言語	63
体調管理	229
大脳皮質基底核変性症	28, 93, 99, 131, 213
多系統萎縮症	93, 99, 106
立ち去り行動	65
多発性硬化症	103, 179
地域ケア会議	243
遅延再生	80
中核症状	14
中等度認知症レベル	152
聴力障害	231

て・と

低血圧	154
低血糖症	179
低酸素脳症	179
てんかん	49, 58
転倒	233, 245
転導性の亢進	172
動作緩慢	32, 64
透析脳症	179
糖尿病	56
頭部外傷後後遺症	179
時計描画検査	85
ドネペジル	147, 150, 156, 198
ドパミントランスポータSPECT	126
取り繕い反応	64, 72

に〜の

ニセルゴリン	162, 166
日常生活の評価	244
日内変動	54

は

尿失禁	188
尿毒症	103
認知症の4大疾患	14
眠気	154
脳炎・髄膜炎	179
脳寄生虫	179
脳血管障害	36
脳血流SPECT画像	215
脳梗塞	36, 107
脳出血	36
脳腫瘍	179
脳膿瘍	179
脳波	141

パーキンソニズム	154, 157
パーキンソン症状	31
パーキンソン病	93, 102, 200
パーキンソン病歩行	104
把握反射	64
徘徊	180, 187
肺性脳症	179
バイタルサイン	230
梅毒	179
廃用症候群	185
歯車現象	100
長谷川式認知症スケール	78
ハチドリ徴候	215
バビンスキー反射	97
バルビタール	103
バレー徴候	95
反響言語	65
反響動作	65
ハンチントン病	104

ひ

被害妄想	31
皮質下虚血型血管性認知症	225
ビタミンB_1欠乏	179
ビタミンB_{12}欠乏	179
ビタミン欠乏症	47
ピック病	34
非定型抗精神病薬	53
非薬物的介入	182
表情	93
病的反射	97
ビンスワンガー型認知症	100

ふ～ほ

不安・焦燥	180
フェニトイン	103
服薬管理	235
不随意運動	102
不全麻痺	204
舞踏病運動	103
プリオン病	104
振り返り徴候	64
ヘルペス脳炎	104
便秘	235
片麻痺型歩行	104
暴言・暴力	180
暴力	190
ポリソムノグラフィー	141

ま～も

マイネルト基底核	146
幻の同居人	65
慢性硬膜下血腫	44, 179
ミオクローヌス	104
ミトコンドリア脳筋症	179
めまい	154
メマリー®	148
メマンチン	148, 150, 157
妄想	159, 180
物盗られ妄想	64, 185
問診票	69

や～よ

薬剤性せん妄	65
薬剤性の認知機能障害	111
薬物中毒	179
指鼻試験	102
要介護認定	237, 246
要介護・要支援認定	241
要支援認定	237
抑うつ	180
抑うつ状態	109, 187

り～わ

立方体模写	85
リバスタッチ®パッチ	148
リバスチグミン	148, 150, 156
ルーティーン化療法	171
レスパイト	22
レビー小体	156
レビー小体型認知症	27, 31, 93, 100, 102, 104, 125, 156, 213
レボドパ	157
レミニール®	147
レム睡眠行動異常	65
レム睡眠行動障害	32, 189
わが道を行く行動	65

内科医のための認知症診療はじめの一歩
知っておきたい誤診を防ぐ診断の決め手から症状に応じた治療、ケアまで

2014年7月10日　第1刷発行	編　集	浦上克哉
2016年6月10日　第2刷発行	発行人	一戸裕子
	発行所	株式会社 羊 土 社
		〒101-0052
		東京都千代田区神田小川町2-5-1
		TEL　03 (5282) 1211
		FAX　03 (5282) 1212
		E-mail　eigyo@yodosha.co.jp
Ⓒ YODOSHA CO., LTD. 2014		URL　www.yodosha.co.jp/
Printed in Japan	装　幀	ペドロ山下
ISBN978-4-7581-1752-4	印刷所	株式会社 Sun Fuerza

本書に掲載する著作物の複製権、上映権、譲渡権、公衆送信権（送信可能化権を含む）は（株）羊土社が保有します。
本書を無断で複製する行為（コピー、スキャン、デジタルデータ化など）は、著作権法上での限られた例外（「私的使用のための複製」など）を除き禁じられています。研究活動、診療を含み業務上使用する目的で上記の行為を行うことは大学、病院、企業などにおける内部的な利用であっても、私的使用には該当せず、違法です。また私的使用のためであっても、代行業者等の第三者に依頼して上記の行為を行うことは違法となります。

JCOPY ＜(社)出版者著作権管理機構 委託出版物＞
本書の無断複写は著作権法上での例外を除き禁じられています．複写される場合は、そのつど事前に、(社)出版者著作権管理機構（TEL 03-3513-6969，FAX 03-3513-6979，e-mail：info@jcopy.or.jp）の許諾を得てください．

memo

羊土社のオススメ書籍

ジェネラル診療シリーズ
あらゆる診療科でよく出会う
精神疾患
を見極め、対応する
適切な診断・治療と患者への説明、専門医との連携のために

堀川直史／編

非専門医が身につけておくべき，精神疾患を疑うサイン・患者との接し方・どのような場合に精神科へ紹介するか等を解説．精神疾患患者の多くは内科を初めに受診しているという現在，手元にあると心強い1冊

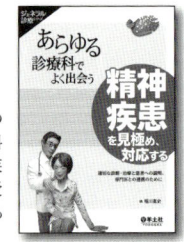

- ■ 定価（本体4,700円＋税） ■ B5判
- ■ 284頁　■ ISBN 978-4-7581-1503-2

ジェネラル診療シリーズ
すべての内科医が知っておきたい
神経疾患の診かた、考え方とその対応
症状・疾患へのアプローチの基本から鑑別と治療、コンサルテーションまでわかる

大生定義／編

日常診療でよく出会う神経症状や神経疾患の診察，鑑別から治療，コンサルテーションのポイントまで，考え方と対処法を解説．神経内科を専門としない方が迷わず診察を進めるために必要な知識を一冊に凝縮！

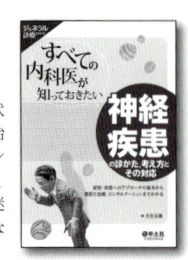

- ■ 定価（本体5,200円＋税） ■ B5判
- ■ 374頁　■ ISBN 978-4-7581-1502-5

ジェネラル診療シリーズ
もう困らない！
高齢者診療で
よく出合う問題とその対応
検査や治療はどこまで必要？
患者・家族に満足してもらうには？
外来・病棟・在宅・施設ですぐに役立つ実践ポイント

木村琢磨／編

全ての内科医・プライマリケア医必携！高齢者診療のコツがわかる！診察室での対応だけでなく，在宅・施設での家族や介護スタッフとの連携のポイントも解説．高齢化が進む今，知っておくべき内容が満載！

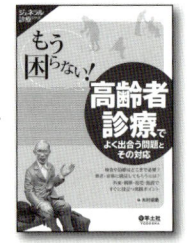

- ■ 定価（本体4,500円＋税） ■ B5判
- ■ 276頁　■ ISBN 978-4-7581-1500-1

頼れる主治医になるための
高齢者診療のコツを各科専門医が教えます

木村琢磨，松村真司／編

廃用症候群やうつなど高齢者が抱える身体や心の様々な問題について，一般臨床医の疑問に各科専門医がズバリお答え！認知症がある方の診察のしかた，外来で可能な処置，患者紹介のコツなど診療のヒントが満載です．

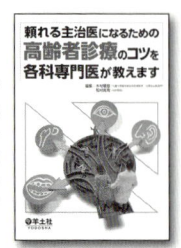

- ■ 定価（本体3,900円＋税） ■ A5判
- ■ 207頁　■ ISBN 978-4-7581-1771-5

発行　羊土社 YODOSHA
〒101-0052　東京都千代田区神田小川町2-5-1　TEL 03(5282)1211　FAX 03(5282)1212
E-mail : eigyo@yodosha.co.jp
URL : http://www.yodosha.co.jp/

ご注文は最寄りの書店，または小社営業部まで

羊土社の ハンディ版ベストセラー厳選入門書

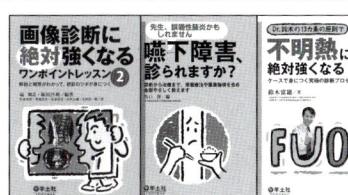

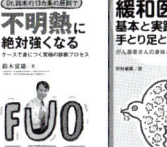

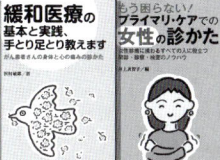

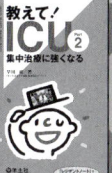

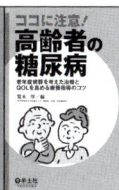

画像診断に絶対強くなる
ワンポイントレッスン2
扇 和之，堀田昌利／編
- 定価（本体3,900円＋税）　■ A5判　■ 236頁
- ISBN 978-4-7581-1183-6

先生、誤嚥性肺炎かもしれません
嚥下障害、診られますか？
谷口 洋／編
- 定価（本体3,400円＋税）　■ A5判　■ 231頁
- ISBN 978-4-7581-1776-0

Dr.鈴木の13カ条の原則で
不明熱に絶対強くなる
鈴木富雄／著
- 定価（本体3,400円＋税）　■ A5判　■ 175頁
- ISBN 978-4-7581-1768-5

緩和医療の基本と実践、
手とり足とり教えます
沢村敏郎／著
- 定価（本体3,300円＋税）　■ A5判　■ 207頁
- ISBN 978-4-7581-1766-1

もう困らない！
プライマリ・ケアでの女性の診かた
井上真智子／編
- 定価（本体3,600円＋税）　■ A5判　■ 182頁
- ISBN 978-4-7581-1765-4

教えて！ICU Part 2
集中治療に強くなる
早川 桂／著
- 定価（本体3,800円＋税）　■ A5判　■ 230頁
- ISBN 978-4-7581-1763-0

ココに注意！高齢者の糖尿病
荒木 厚／編
- 定価（本体3,800円＋税）　■ A5判　■ 271頁
- ISBN 978-4-7581-1762-3

自信がもてる！
せん妄診療はじめの一歩
小川朝生／著
- 定価（本体3,300円＋税）　■ A5判　■ 191頁
- ISBN 978-4-7581-1758-6

内科医のための
認知症診療はじめの一歩
浦上克哉／編
- 定価（本体3,800円＋税）　■ A5判　■ 252頁
- ISBN 978-4-7581-1752-4

MRIに絶対強くなる
撮像法のキホンQ＆A
山田哲久／監　扇 和之／編著
- 定価（本体3,800円＋税）　■ A5判　■ 246頁
- ISBN 978-4-7581-1178-2

あらゆる診療科で役立つ！
腎障害・透析患者を
受けもったときに困らないためのQ＆A
小林修三／編
- 定価（本体3,800円＋税）　■ A5判　■ 351頁
- ISBN 978-4-7581-1749-4

モヤモヤ解消！
栄養療法にもっと強くなる
清水健一郎／著
- 定価（本体3,500円＋税）　■ A5判　■ 247頁
- ISBN 978-4-7581-0897-3

発行　羊土社 YODOSHA
〒101-0052 東京都千代田区神田小川町2-5-1　TEL 03(5282)1211　FAX 03(5282)1212
E-mail：eigyo@yodosha.co.jp
URL：www.yodosha.co.jp／

ご注文は最寄りの書店、または小社営業部まで

羊土社のおすすめ書籍

患者を診る 地域を診る まるごと診る

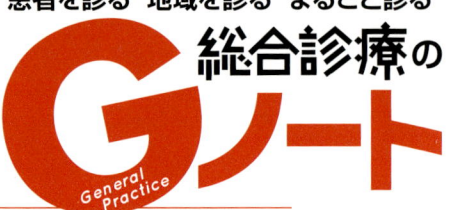

総合診療のGノート
General Practice

隔月刊 偶数月1日発行 B5判 定価（本体2,500円＋税）

あらゆる 疾患・患者さんを まるごと診たい！

そんな医師のための「**総合診療**」の実践雑誌です

- **現場目線の具体的な解説**だから、かゆいところまで手が届く
- 多職種連携、社会の動き、関連制度なども含めた**幅広い内容**
- 忙しい日常診療のなかでも、バランスよく知識をアップデート

詳細はコチラ ▶ www.yodosha.co.jp/gnote/

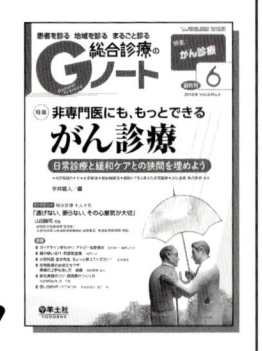

□ **年間定期購読料**（国内送料サービス）
- 通常号（隔月刊年6冊） 定価（本体15,000円＋税）
- 通常号＋WEB版※ 定価（本体18,000円＋税）
- 通常号＋増刊（年2冊） 定価（本体24,600円＋税）
- 通常号＋WEB版※＋増刊 定価（本体27,600円＋税）

※WEB版は通常号のみのサービスとなります

本当にわかる
精神科の薬
はじめの一歩

疾患ごとの具体的な処方例で、薬物療法の考え方とコツ、治療経過に応じた対応が身につく！

稲田 健／編

プライマリケア医に必要な向精神薬の使い方をやさしく解説！
薬の特徴や使い分けに加え、疾患別の処方例で、薬のさじ加減や副作用への対処など、明日から役立つコツが満載！

■ 定価（本体3,200円＋税）
■ A5判 ■ 223頁 ■ ISBN 978-4-7581-1742-5

レジデントノート別冊 各科研修シリーズ

これだけは知っておきたい
精神科の
診かた、考え方

初期対応から専門医への紹介まで、すべての診療科で必要な精神科診療のエッセンスが学べます

堀川直史, 吉野相英, 野村総一郎／編

外来や病棟でよく出会う精神症状と鑑別のポイントや、主な精神障害の病態や治療法を解説。「眠れない」「死にたい」などのどんな訴えにも自信をもって応えられる、全科で役立つ診療の基本が身につく1冊！

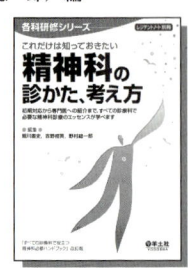

■ 定価（本体3,800円＋税）
■ B5判 ■ 223頁 ■ ISBN 978-4-7581-0584-2

発行 **羊土社 YODOSHA**

〒101-0052 東京都千代田区神田小川町2-5-1 TEL 03(5282)1211 FAX 03(5282)1212
E-mail : eigyo@yodosha.co.jp
URL : www.yodosha.co.jp/

ご注文は最寄りの書店、または小社営業部まで